牙周病的全身影响：
临床指南

A Clinician's Guide to Systemic Effects of Periodontal Diseases

原　　著　[美] Ronald G. Craig
　　　　　　　Angela R. Kamer
主　　译　李　昂
译　　者　贺望虹　李　昂　苟建重

世界图书出版公司
西安　北京　广州　上海

图书在版编目（CIP）数据

牙周病的全身影响：临床指南/（美）克雷格（Ronald G. Craig），卡默（Angela R. Kamer）著；李昂主译. —西安：世界图书出版西安有限公司，2017.7
书名原文：A Clinician's Guide to Systemic Effects of Periodontal Diseases
ISBN 978-7-5192-3103-3

Ⅰ.①牙… Ⅱ.①克…②卡…③李… Ⅲ.①牙周病－诊疗 Ⅳ.①R781.4

中国版本图书馆CIP数据核字（2017）第150216号

Translation from English language edition:
A Clinician's Guide to Systemic Effects of Periodontal Diseases
edited by Ronald G. Craig and Angela R. Kamer
Copyright ©Springer-Verlag Berlin Heidelberg 2016
This work is published by Springer Nature
The registered company is Springer-Verlag GmbH
All Rights Reserved

书　　名	牙周病的全身影响：临床指南
	Yazhoubing de Quanshen Yingxiang: Linchuang Zhinan
原　　著	[美]Ronald G. Craig　Angela R. Kamer
主　　译	李　昂
责任编辑	杨　菲
装帧设计	新纪元文化传播
出版发行	世界图书出版西安有限公司
地　　址	西安市北大街85号
邮　　编	710003
电　　话	029-87214941　87233647（市场营销部）
	029-87234767（总编室）
网　　址	http://www.wpcxa.com
邮　　箱	xast@wpcxa.com
经　　销	新华书店
印　　刷	西安华新彩印有限责任公司
开　　本	787mm×1092mm　1/16
印　　张	9.25
字　　数	130千字
版　　次	2017年7月第1版　2017年7月第1次印刷
版权登记	25-2017-0022
国际书号	ISBN 978-7-5192-3103-3
定　　价	70.00元

☆如有印装错误，请寄回本公司更换☆

原书作者
Contributors

Steven B. Abramson, MD Department of Medicine, New York University School of Medicine, New York, NY, USA

Walter A. Bretz, DDS, PhD Department of Cariology and Comprehensive Care, New York University College of Dentistry, New York, NY, USA

Ronald G. Craig, DMD, PhD Department of Basic Sciences and Craniofacial Biology, New York University College of Dentistry, New York, NY, USA

Department of Periodontology and Implant Dentistry, New York University College of Dentistry, New York, NY, USA

Ananda P. Dasanayake, BDS, MPH, PhD, FACE Department of Epidemiology and Health Promotion, New York University College of Dentistry, New York, NY, USA

Keith Webb Harris, DO Pulmonology, John T. Mather Memorial Hospital, Port Jefferson, NY, USA

Angela R. Kamer, DMD, MS, PhD Department of Periodontology and Implant Dentistry, New York University College of Dentistry, New York, NY, USA

Peter Kotanko, MD Private Corporation, Renal Research Institute, New York, NY, USA

Mony J. de Leon, EdD, Professor Department of Psychiatry, Director Center for Brain Health, New York University Langone Medical Center, New York, NY, USA

Frederick Naftolin, MD, PhD, FACOG, FRCOG Division of Reproductive Biology Research, New York University School of Medicinc, New York, NY, USA

Veena S. Raja, BDS, MS Graduate Program in Department of Oral Biology and Pathology, The Graduate School, Stony Brook University, Stony Brook, NY, USA

Harmony R. Reynolds, MD Leon H. Charney Division of Cardiology, Department of Medicine, New York University School of Medicine, New York, NY, USA

Maria Emanuel Ryan, DDS, PhD Department of Oral Biology and Pathology, School of Dental Medicine, Stony Brook University, Stony Brook, NY, US

Frank A. Scannapieco, DMD, PhD Department of Oral Biology, State University of New York at Buffalo, Buffalo, NY, USA

Jose U. Scher, MD Division of Rheumatology, New York University School of Medicine, New York, NY, USA

New York University Langone Hospital for Joint Diseases, New York, NY, USA

Sherry K. Sussman, MD, FACE, ECNU Department of Medicine, Division of Endocrinology, School of Medicine, Stony Brook University, Stony Brook, NY, USA

译者序
Preface

牙周炎是口腔两大类主要疾病之一，在世界范围内均有较高的患病率。第三次全国口腔健康流行病学调查表明，我国80%~97%的成年人患有不同程度的牙周病。随着我国进入老龄化社会，牙周病更将成为突出的医疗保健问题。

口腔医学界对"牙周病与全身疾病密切相关"已基本达成共识，如本书中所述："这些相关研究包括但并不局限于糖尿病、动脉粥样硬化、早产的低出生体重儿、类风湿性关节炎、慢性肾脏病、肺炎、阿尔茨海默病、某些类型的肿瘤，甚至勃起功能障碍。"但整个临床医学领域对这些相关性的认知程度尚有待提升。让更多的牙周病患者认识到牙周病的全身危害，让更多的临床医生重视牙周病与全身疾病的关系，这是我们口腔人必须承担的责任。

对中国的口腔医生而言，如何在口腔相关疾病的诊疗过程中，充分考虑牙周病与全身疾病的关系，并积极采取合理的应对措施，也是非常重要的。在这方面，我们牙周病学专业的口腔医生自然责无旁贷，为此，"中华口腔医学会牙周专业委员会"近两年在南京、上海召开的年会中，组织常委们多次进行了"重度牙周病诊疗中国专家共识"的讨论，重要内容之一就是"重度牙周病伴全身疾病的诊疗规范"。

因此，本人在读到这部最新出版的、Ronald G. Craig教授等编写的《牙周病的全身影响：临床指南》后，如获至珍，非常希望能尽快推荐给国内的同行们予以借鉴。我们在最短的时间内完成了翻译和校对工作，虽然我们自问已经尽心竭力，但由于学识和能力有限，翻译内容中可能还有很多不当之处，敬请读者及同行们多多谅解。

李昂
2017年6月16日

郑重声明

　　由于医学是不断更新拓展的领域，因此相关实践操作、治疗方法及药物都有可能会改变，希望读者可审查书中提及的器械制造商所提供的信息资料及相关手术的适应证和禁忌证。作者、编辑、出版者或经销商不对书中的错误或疏漏以及应用其中信息产生的任何后果负责，关于出版物的内容不作任何明确或暗示的保证。作者、编辑、出版者和经销商不就由本出版物所造成的人身或财产损害承担任何责任。

目 录
CONTENTS

1　牙周病的全身影响：引言与回顾 …………………………………… 1
2　牙周病的发病机制 …………………………………………………… 5
3　牙周炎与糖尿病：一种复杂的关系 ………………………………… 23
4　动脉粥样硬化性血管病与牙周病 …………………………………… 47
5　牙周病与慢性肾脏病间的相互作用 ………………………………… 62
6　牙周炎与早产的相关性 ……………………………………………… 78
7　口腔健康与肺炎 ……………………………………………………… 93
8　阿尔茨海默病与牙周病 ……………………………………………… 108
9　牙周感染与类风湿性关节炎 ………………………………………… 125
10　总结与未来展望 …………………………………………………… 137

牙周病的全身影响：引言与回顾　　1

Ronald G. Craig, Angela R. Kamer

近十年来，有关牙周病与一系列看起来似乎与之无关的系统性疾病和症状间联系的研究越来越多，相关论文的数量呈指数增长。这些相关研究包括但并不局限于糖尿病、动脉粥样硬化、早产的低出生体重儿、类风湿性关节炎、慢性肾脏病、肺炎、阿尔茨海默病（本书均有介绍）、某些类型的肿瘤[1-4]，甚至勃起功能障碍[5]。面对与牙周炎密切相关的一系列疾病和症状时，或许有人会问，牙周炎是否促进了这些疾病的发生与发展，或者这些疾病是否促进了牙周炎的发生与发展？这些联系的形成是因为存在潜在的共同机制，或仅仅是因为存在混淆因素？最重要的是，牙周治疗可以降低这些系统性疾病和症状的患病风险或减缓其发展进程吗？令人惊

R.G. Craig, DMD, PhD(✉)
Department of Basic Sciences and Craniofacial Biology, New York University College of Dentistry, New York, NY, USA

Department of Periodontology and Implant Dentistry, New York University College of Dentistry, New York, NY, USA
e-mail: ron.craig@nyu.edu

A.R. Kamer, DMD, MS, PhD
Department of Periodontology and Implant Dentistry, New York University College of Dentistry, New York, NY, USA
e-mail: angela.kamer@nyu.edu

© Springer-Verlag Berlin Heidelberg 2016
R.G. Craig, A.R. Kamer (eds), *A Clinicain's Guide to Systemic Effects of Periodontal Diseases*, DOI 10.1007/978-3-662-49699-2_1

讶的是，以上这5个问题的答案取决于这些疾病或症状本身。显而易见，临床医疗保健专业人士需要一些简明的资料汇总，总结牙周炎与系统性疾病的相关性的研究成果，以便与这个快速发展但有时又令人困惑的领域保持同步。

为满足这一需求，《牙周病的全身影响：临床指南》拟成为临床医疗保健专业人士的快捷参考手册，本书每章均按照以下统一结构展开。

- 总结目前有关牙周病对系统健康或疾病的影响的研究成果。
- 分析该领域新近的研究结果可能会怎样影响当前及未来的临床实践。
- 在这个不断发展的领域中，帮助临床医生对患者、同事以及媒体提出的问题做出符合循证医学的解答。

这本手册并未对牙周病的全身影响进行过于详尽的讨论，而是力图对这个快速发展领域中的研究结果进行总体概述，并着重强调其临床应用。每个专题的附加信息可以通过每章节的参考文献部分获得。本书力争在每个专题上，都充分展示口腔医学研究者与临床医学同行之间协同合作的研究成果，这些研究都在努力尝试从口腔医学和临床医学两个角度揭示牙周病与系统性疾病的临床关系。我们觉得这种设计非常重要，因为若要对本手册所介绍的几种疾病进行有效的治疗，则需要临床医学和口腔医学工作者进行多学科的合作。

第2章讨论了牙周病的发病机制，重点关注了成年人的慢性牙周炎，这类牙周病与全身影响的关系最为密切。在过去的几十年里，随着对牙周炎发病机制认知的不断拓展和深入，我们意识到可能存在这样的机制，即一种普通的口腔疾病例如牙周炎，可以造成很多种、经常是非常严重的系统性破坏。伴发2型糖尿病、动脉粥样硬化、阿尔茨海默病和类风湿性关节炎时，牙周炎被认为是一种复杂的疾病，即初期临床症状比较轻微，但随着年龄的增长而进行性加重。另外，这种复杂的疾病还存在着多种危险因素，包括可控的和内在的（基因相关的）因素，尽管牙周炎所涉及的基因以及它们在疾病易感性和进展中的作用尚未被完全阐明。牙周炎也是一种涉及多种微生物的疾病，其发展与可预测的微生物种类有关，牙周炎易感者体内的优势菌群是革兰阴性厌氧非糖化菌属。现已证明，几种与牙周炎相关的革兰阴性厌氧菌可以侵入牙周组织，经循环系统播散到远处的非口腔部位，例如动脉粥样硬化处。在重度牙周炎中，普遍存在的革兰阴性厌氧菌可以提高促炎因子的水平，引起急性免疫应答，包括血液中葡萄糖含量升高，血脂异常以及炎症的系统性标记物增加。本书对这些及其他有关牙周病原菌的全身影响进行了深入的详尽叙述，这也被认为是牙周炎与本书中所提到的其他系统性疾病和症状之间联系的可能机制。

接下来的第3、4、5、6、7、8、9章讨论了牙周病和糖尿病、动脉粥样硬化、慢性肾脏病、早产儿、肺炎、阿尔茨海默病以及类风湿性关节炎之间的相关性。每一章节先对这些疾病或症状的流行病学、现况、发病机制和临床治疗进行讨论，接着讨论其与牙周病的关系，探讨可能涉及的机制，最后从临床医学和口腔医学的角度重点对治疗方法进行总结。

最后一章讨论了牙周病的全身影响中存在的共同因子及其潜在的作用机制，讨论了一些在设计牙周干预试验时遇到的困难，以及干预试验出现不确定性结果的可能原因，也讨论了一些疾病治疗方法的临床应用和对未来研究的建议。

伴随着工业化国家人口的老龄化及提前对口腔疾病进行的预防及治疗，更多个体将会保留自己的牙齿直至老年，这种状况提高了牙周病及与之相关的全身疾病的发生风险。对牙周病与全身疾病间联系机制的认知提示我们，需要对这种可控的、普通的口腔疾病进行预防和早期干预。

参考文献

[1] Tezal M, Sullivan MA, Hyland A, et al. Chornic periodontitis and the incidence of head and neck squamous cell carcinoma. Cancer Epidemiol Biomarkers Prev, 2009, 18:2406-12.

[2] Ahn J, Segers S, Hayes RB. Periodontal disease, Porphyromonas gingivalis serum antibody

levels and orodigestive cancer mortality. Carcinogenesis, 2012, 33:1055–8.

[3] Salazar CR, Francois F, Li Y, et al. Association between oral health and gastric precancerous lesions. Carcinogenesis, 2012, 33:399–403.

[4] Wen B-W, Tsai C-S, Lin C-L, et al.Cancer risk among gingivitis and periodontitis patients: a nationwide cohort study. QJM, 2014, 107:283–90.

[5] Keller JJ, Chung SD, Lin H-C.A nationwide population-based study on the association between chronic periodontitis and erectile dysfunction. J Clin Periodontol, 2012, 39:507–12.

牙周病的发病机制 2

Ronald G. Craig

2.1 引　言

　　过去的30年内，研究人员对牙周病发病机制的认知不断深入。最初，通过观察发现，牙周病与牙菌斑和生物膜的存在有关；现在我们逐渐意识到，口腔生物膜内特异性的细菌表达谱与特定类型的牙周病有关。这种理解引出了一种新的理念，即牙周病原菌导致了宿主的免疫破坏，随之而来的是牙周生物膜/宿主从健康状态时的共生关系，转化为疾病状态时的生态失调关系。现在，牙周炎被认为是一种涉及多种细菌的、复杂型疾病，与其他的复杂型疾病包括动脉粥样硬化、糖尿病和阿尔茨海默病等有一些类似的特点。现在我们还发现，个体对疾病的易感性差异巨大，同时在决定疾病易感性方面，宿主的遗传因素起着重要的、但迄今为止尚不明确的

R.G. Craig, DMD, PhD
Department of Basic Sciences and Craniofacial Biology, New York University College of Dentistry, New York, NY, USA

Department of Periodontology and Implant Dentistry, New York University College of Dentistry, New York, NY, USA
e-mail: ron.craig@nyu.edu

© Springer-Verlag Berlin Heidelberg 2016
R.G. Craig, A.R. Kamer (eds), *A Clinicain's Guide to Systemic Effects of Periodontal Diseases*, DOI 10.1007/978-3-662-49699-2_2

作用。因此，为了帮助读者更好地理解后续章节中的专题内容，本章将会对当前我们对牙周病发病机制的认知进行回顾，旨在提供一个概念性框架，帮助读者理解一种普通的口腔炎症性疾病是如何促进一系列系统性疾病和症状的发生与发展的。

2.2 牙周病的分类与流行病学

牙周病主要表现为持续性的炎症状态对牙齿支持组织的破坏。牙周病的初始期和进展期都与牙齿表面细菌生物膜的形成和发育有关。生物膜诱发型牙周病可分为四类：牙龈炎，早发性牙周炎，慢性成人性牙周炎，侵袭性牙周炎[1]。牙龈炎中的炎性损伤仅局限于牙齿周围对细菌生物膜做出反应的软组织（牙龈）。牙龈炎普遍存在于青少年中，实际中可以随着细菌生物膜的去除而逆转。但是，牙周炎却是不可逆性疾病，此时，炎性损伤从牙龈组织扩散到了牙齿的深部支持组织，并对它们进行持续性破坏。牙槽骨、牙骨质和牙周膜是牙列的三大支持组织，牙周炎时这些支持组织的损伤，即附着丧失，主要是由宿主先天性和适应性免疫调节机制造成的。慢性成人性牙周炎是最常见的牙周炎，最早可出现在十几岁，若未予治疗，最终可造成牙齿全部丧失。较罕见的牙周炎是早期出现的（早发性）牙周炎或在一段时间内加速进展的（侵袭性）牙周炎[2]。目前认为，所有类型的牙周炎皆是疾病易感个体口腔内特异菌群与宿主免疫应答成分相互作用的结果。因此，尽管牙周炎早期均表现为牙龈炎，但并非所有的牙龈炎皆会进展为牙周炎。此外，就牙周炎的严重程度而言，不同个体间也存在着相当大的差异。

过去，研究者们曾试图在不同人群中，寻找决定牙周病流行趋势和严重程度的主要因素,但因缺乏判定疾病发生与严重性的一致性标准而受阻。例如，研究所记录的临床检查（包括探诊深度、临床附着水平、探诊出血程度等）类型是否统一，或研究所检查的是个体所有牙齿还是部分牙齿，

2 牙周病的发病机制

这还仅仅是所有研究差异因素的一小部分。为了解决这个问题，近年来，美国疾病预防控制中心（CDC）和美国牙周学会（AAP）为牙周炎流行趋势和严重程度研究提供了一系列的病例定义[3]。CDC/AAP 的病例定义若能被普遍接受，将会使不同人群间及同一人群不同时间段的牙周病流行趋势和严重程度的比较研究更加标准化。

近期发表的一篇有关牙周炎流行趋势与严重程度的研究报道，使用了美国健康与营养状况调查报告（NHANES）的数据，该数据来源于 2009—2012 年检查的 7066 名年龄 ≥ 30 岁的成年人。研究采用全口牙周检查法并以 CDC/AAP 病例定义为标准，发现 46% 的成年人患有牙周炎，8.9% 的成年人患有重度牙周炎。牙周炎患病率和严重程度在男性中更高，且随着年龄的增长、吸烟及社会经济地位的降低而增加。牙周炎的患病率在西班牙裔美国人中最高，其次是非西班牙裔黑人，再次是亚裔美国人，而在非西班牙裔白人中最低[4]。因此，尽管疾病的严重程度在不同个体、种族及地区间存在着相当大的差异，但美国成年人群中牙周炎的发病率（46%）还是很高的。

同时，在一项对 480 名斯里兰卡男性茶叶工人进行的，长达 15 年的里程碑式纵向研究中，调查对象牙周炎的患病率及严重程度与 2009—2012 年 NHANES 报道中的结果非常相似。因为被研究的斯里兰卡男性茶工人群从未接受过任何口腔治疗或口腔预防保健措施，且没有龋齿，因此该项研究从本质上记录了人群中牙周病的自然进展状况。从 1970 年起，研究者开始对该研究队列人群进行全口牙周检查，复查了 5 次，最后一次是在 1985 年，发现因未实施过任何常规的口腔保健措施，该人群中普遍存在牙龈炎。但是，牙周病的易感性和进展状况则分 3 种情况：约 8% 的人出现了急速进展性牙周炎，有附着丧失；约 81% 的人出现了进展平缓的牙周炎；约 11% 的人仅出现牙龈炎，之后并未进展为牙周炎。此外，在 15 年的研究时间内，队列人群中仅有少数个体出现了共计 333 颗牙齿的丧失[5]。综合 NHANES 和斯里兰卡队列研究结果，可以得出以下结论：并非所有成年人都有牙周炎易感性。另外，牙周炎的进展速度也存在相当大的差异，甚至在未接受过治疗的人群中，也存在 8%~10% 的重度牙周炎高易感性个体。

2.3 牙周病的易感性

那么，问题就出现了，是什么因素决定了牙周病的易感性呢？显然，口腔卫生措施的中止以及随后出现并广泛生长的牙源性生物膜造成了牙龈炎。但是，如斯里兰卡队列研究展示的那样，不是所有的牙龈炎都会进展为牙周炎。自斯里兰卡的队列研究后，有大量的研究开始关注与牙周炎发生与发展相关的危险因素。高强度危险因素包括男性、增龄、吸烟、特异性厌氧菌（包括牙龈卟啉单胞菌和福赛坦氏菌等）生物膜的定植、糖尿病、肥胖和社会经济地位的降低。尽管存在大量因生活方式而非遗传因素造成的牙周病病例，但几乎所有的研究都报道了男性是牙周病的危险因素之一[6]。年龄的增长会增加牙周病的发病率，这反映了疾病易感个体中，牙周炎危险因素的暴露程度会随着时间而累积，或宿主的免疫反应随年龄变化而改变。吸烟被认为是与牙周炎及其他慢性疾病包括动脉粥样硬化等强烈相关的危险因素，且年吸烟的包数与牙周炎的严重程度[7]及因牙周炎而丧失的牙齿数量之间，存在剂量依赖性的正相关。虽然吸烟者牙周和口腔手术后伤口愈合较差，但戒烟可以提高牙周治疗的效果。大量研究探讨了吸烟与牙周炎间存在的强烈关联的机制，包括：尼古丁造成的局部血管收缩会降低局部氧张力，利于牙周致病性革兰阴性厌氧菌包括牙龈卟啉单胞菌、福赛坦氏菌的定植；牙龈血管收缩引起的氧张力降低也可能减缓伤口的愈合速度；尼古丁会降低中性粒细胞的功能，包括降低细胞的吞噬作用和增加局部促炎因子的表达等。此外，牙周致病菌的定植、肥胖和 2 型糖尿病都与全身系统性炎症负担加重及牙周病的发病和严重程度相关[8]。因此，一些与牙周炎相关的危险因素可能并不是单独发挥作用，而是彼此之间交互作用共同引起牙周炎的发生和发展。

在牙周炎的发生与发展过程中，存在着多种因素及危险因素的联合作用，人群中个体的疾病易感性存在明显差异，疾病的进程也比较缓慢。这些特征都提示，牙周炎可能是一种复杂型疾病，与其他复杂型疾病如 2 型糖尿病、动脉粥样硬化及阿尔茨海默病可能具有相似的特征。大多数复杂型疾病早期临床表现相对轻微，之后随着时间推移缓慢进展，这可能是数条生物路径汇聚而产生的结果。最值得注意的是，即使人群暴露在相同的已知的危险因素之中，个体对复杂型疾病的易感性也并不完全相同[9]，这一特点强烈提示，基因成分对疾病易感性也有较大的影响。另外，在其他几种复杂型疾病中，都存在着基因的轻度变异，在适当的环境危险因素的存在下，这些变异联合作用会促进疾病的发生与发展。有学者认为，个体间基因序列的差异和环境危险因素的相互作用，最终导致了复杂型疾病的发生与发展[10]。

大量的、使用不同试验方法的研究均提示，基因对牙周炎的易感性有明显作用，但相关的特异基因尚未被确定。美国的一项研究，检查了一大组非裔美国人家庭的口腔健康状况，发现在这些家庭中，如果年长的兄弟姐妹都被诊断患有局部早发性牙周炎，则年少的兄弟姐妹有 50% 的概率发展为局部早发性牙周炎[11]。来自其他国家和种族的研究也报道了相似的结果。但是，关于局部早发性牙周炎易感性的研究结果并不能完全转移到慢性牙周炎上，因为局部早发性牙周炎出现在个体的青春期内，出现在特定的时间段内，而慢性牙周炎从出现到进展，可以贯穿成年人的一生。尽管如此，来自荷兰和印度尼西亚的研究也提示，慢性成人牙周炎的疾病易感性与基因有关，因为在被研究的家庭内，出现了牙周炎聚集发生的情况，且有统计学意义。使用家庭研究模型去分辨基因和环境因子对疾病易感性的影响是一件比较困难的事，因此，一类能将基因与环境因素分开的重要试验设计就是双胞胎研究模型。Michalowicz 等[14]报道了一项在 117 对双胞胎中开展的横断面研究，队列样本包括 64 对同卵双生子和 53 对异卵双生子；牙周病严重程度由附着丧失和牙龈炎症的临床测量水平等指标决定。研究的结论是，在控制吸烟、进行口腔卫生保健及进行口腔治疗后,牙周炎易感性的变化大约有50%是基因作用的结果。但是,双胞胎模型也未能确定牙周炎相关的特异基因。

发现复杂疾病易感性相关基因的研究途径之一,就是进行与疾病相关的单核苷酸多态性分析。单核苷酸多态性是指在人群中超过1%的人具有的DNA序列变异。一些对细菌感染反应中涉及的宿主相关基因的研究,已经找到了可能关联慢性牙周炎及其进展性与靶向基因的基因多态性,从中我们有理由猜想:DNA序列的多态性可能会影响基因的表达,从而使个体对牙周炎的易感性或抵抗力更强。根据群体研究的结果,靶向基因的多态性和牙周炎之间相互关联的强度是不同的,且因为其他与疾病相关的危险因素如糖尿病或吸烟的存在,关联强度的报告结果比较混乱[10]。但是,通过这种方法,已经发现了几个对牙周炎易感性可能有促进作用的基因。到现在为止,已经发现的最有希望的基因多态性包括:白细胞介素(IL)1α、IL-1β、IL-4、IL-6、IL-10,转化生长因子β(TGF-β),宿主不同级别抗体的白细胞感受器(FcγR基因),维生素D3感受器(VDR)及宿主屏障组成成分的细胞感受器基因等等[10]。在这些群组的多态性中,大多数研究都关注了IL-1α和IL-1β的基因多态性,因为在北欧血统的人群中发现,这两种基因的多态性对牙周炎易感性有预测价值[15]。随着靶向基因研究的深入,我们进一步发现了若干与牙周炎有关的基因,但对吸烟个体而言,IL-1α和IL-1β基因多态性会逐渐丧失预测价值[16]。

另一种发现与疾病易感性相关的特异性基因的研究方法是全基因组多态性分析(genome-wide polymorphism studies),这种研究可以对复杂型疾病的一百万种基因多态性进行作图分析。高效的DNA测序技术和数据处理软件的出现,使这种方法成为可能。该方法相对靶向基因多态性研究的优点是未优先挑选特异基因,继而可以在不依赖已知生物机制的情况下,筛选出与复杂型疾病相关的全基因组多态性。全基因组研究已经被成功运用在确认动脉粥样硬化和2型糖尿病的候选易感基因中,也开始被应用于牙周病易感性的研究中。在一项荷兰的研究中，使用全基因组筛选技术发现了与侵袭性牙周炎相关的6-葡糖基转移酶基因[6]。尽管全基因组分析的方法尚不完全成熟，但它的使用给未来确认牙周病易感性特异基因带来了新的希望。发现疾病易感性基因对临床工作相当重要，这样就可以对那些处于疾病发生或发展高风险下的个体实施预防措施；另一个主要目的是实现个体化用药；此外，确认作用于牙周炎易感性的基因，也有助于在牙周炎防治中发现新的、潜在的有效治疗靶点[18]。

2.4 从健康到疾病过程中微生物表达谱的变化

在不考虑个体的疾病易感性的情况下，口腔生物膜在牙周病的发生与进展中发挥了必不可少的作用。这个认知激发学者们开展了大量不同类型牙周病相关的口腔微生物表达谱及其变化的研究。牙列中的细菌实际上存在于高度有序的生物膜内，这是生物学上一个重要的理念，因为生物膜内细菌的表现型与独立（浮游的）环境内细菌的表现型是完全不同的[19]。在生物膜内，物种间可以离散联系，从而促进细胞附着，抵抗抗生素，进行营养交换。生物膜生长过程中最主要的是胞外多糖基质的合成，可能会占到生物膜质量的50%~90%。胞外多糖基质不仅仅为细菌的附着和生长提供了支架，也有利于其抵抗干燥、抑制抗生素，同时生物膜的多孔性也给营养物质和代谢产物的转化循环提供了初始途径。生物膜也为细胞间交流提供了支架，包括质粒（转化）或DNA序列（配对）间的交流，增强了细菌对抗生素的抵抗力以及对新能源的利用力。生物膜内的物种也可能会分泌生长因子和代谢产物，帮助其他细菌获取营养。生物膜在临近宿主组织的区域放置了有害的大型细菌群落，因此，就存在产生宿主-生物膜交互作用的机会[19]。

口腔生物膜的取样相对简单，因此健康和疾病状态时，微生物表达谱的形成机制和组成成分被大量研究。但是，在可能造成龋病的、接近700种的潜在致病菌中，现在只能确定大约一半菌种的生化特征[20]。随着更多菌种生物学特征的发现，我们对生物膜成分与牙周病的相关性的理解无疑会更加深入。以此为前提，下面总结了从健康牙周到牙龈炎再到牙周炎的病变过程中，我们对微生物表达谱主要变化的了解。

口腔生物膜的形成始于唾液和细菌蛋白的分解，这些分解物联合其他口腔内的物质在牙齿表面形成获得性薄膜。最先定植在获得性薄膜上的细菌包括各种链球菌、葡萄状球菌及放线菌属，这些细菌通过获得性薄膜表面与不同成分分子结构相关的特异感受器的介导，黏附在薄膜表面。早期定植在薄膜上的微生物包括革兰阳性需氧菌属或兼氧糖化菌属，这些都是与牙周健康相关的微生物群。随后定植在口腔生物膜上的细菌包括革兰阳性球菌和杆菌，包括黏附在生物膜胞外多糖基质上，及早期生物膜定植菌表面特异性细胞壁成分上的各种具核梭杆菌属。更复杂生物膜的形成和革兰阴性菌例如具核梭杆菌的出现，会引起宿主局部的炎症反应，这在临床牙龈炎中可以观察到。随着生物膜的成熟，其他菌属例如革兰阴性杆菌也会定植在薄膜上。最终，基于个体对牙周炎的易感性，生物膜形成的极期群落中可以出现其他的厌氧糖化菌。一般牙周炎的生物膜样本，或对牙周治疗呈抵抗性或难治性的牙周炎菌斑样本中，经常包含牙龈卟啉单胞菌、福赛坦氏菌和齿垢密螺旋体，福赛斯研究所使用DNA-DNA棋盘式杂交和聚类分析方法进行了细菌标记物研究，将这3种菌属合称为"红色复合体"[21]。但是，除红色复合体之外，随后发现其他非培养的属于厚壁菌属、变形菌属、螺旋体属和拟杆菌属的厌氧菌也与牙周炎相关[22]。

成熟的生物膜内菌属呈高度分层分布，这样可以最大限度地满足代谢与营养的需求。促使生物膜内菌属分层分布的因素包括来源于宿主饮食中的碳水化合物、氧气和炎性渗出物。生物膜最表层定植着革兰阳性需氧糖化菌；在生物膜内部靠近牙龈上皮处，可以发现革兰阴性厌氧糖化菌如红色复合体的存在[22]。非糖化菌例如牙龈卟啉单胞菌不能利用碳水化合物进行能量代谢，它们需要肽类和氨基酸作为碳源和能量来源，需要铁和卟啉作为生长因子[23]，而这些基本要素恰好由宿主炎症应答的产物提供。基于此，红色复合体引起宿主免疫反应的微生物破坏理念逐渐形成，并将在下面章节中进一步描述。

牙周病与生物膜形成和成熟过程中微生物表达谱的转化密切相关。最初定植在获得性薄膜上的是革兰阳性需氧球菌，其与牙周健康息息相关；生物膜内革兰阴性球菌和杆菌例如不同的具核梭杆菌的出现与牙龈炎相关；最后，对于疾病易感个体，红色复合体和其他革兰阴性厌氧糖化菌属的出现与牙周炎有关。值得注意的是，在牙周炎的发生与发展过程中，革兰阴性厌氧菌如红色复合体的出现是必要条件但并非充分条件，因为在牙周健康的个体中也可分离出这些细菌，但数量大幅度减小[21]。

2.5 宿主对口腔生物膜形成的反应

消化系统内，牙齿的存在给生物膜的形成提供了一个解剖上独特的、不易脱落的结构。消化道的大部分区域覆盖着连续性的上皮细胞，这些贯穿肠道的细胞会分泌一层黏液将生物膜与上皮表面分隔开来，并通过连续传代、脱落，以控制生物膜的聚集。肠道上皮也会分泌宿主固有免疫系统的防御分子如防御素以辅助控制生物膜的聚集。另外，肠道上皮还能通过不断的吞噬作用将细菌及其产物运送至淋巴结，动态监测生物膜的组成成分，进而通过适当的适应性免疫应答控制生物膜的生长和组成。

与消化系统的其他部分相比，牙齿中断了口腔上皮内衬的连续性。牙周组织不能分泌具有保护作用的黏液层，因此经常直接接触口腔生物膜中的细菌。作为对口腔生物膜形成的反应，牙龈上皮细胞调动了多重固有免疫机制，产生了炎症应答，此现象表现在临床上则为牙龈炎。通过细胞膜上的 Toll 样受体（TLR）和细胞内核苷酸整合的聚合位点感受器（Nod 感受器），我们认识到微生物病原体相关分子会引起局部的炎症反应，包括促炎因子 IL-1β，IL-6 和微血管系统单个内皮细胞产生的 TNF-α 等，从而引起组织水肿。花生四烯酸类因子的级联反应也可以激活并促进组织水肿，这些因子包括前列腺素、白细胞三烯和血栓素。组织水肿和趋化因子的产生，使中性粒细胞从血管系统迁移至炎症区域，白细胞可直接吞噬共价标记的细菌，或产生膜攻击复合体溶解细菌的细胞膜，补体系统级联反应的激活进一步引发了炎症反应的聚集和放大。牙龈上皮细胞，就像肠道细胞的摹本，能通过分泌多种杀菌蛋白如防御素等，来控制邻近的生物膜；也能表达 IL-8 等细胞因子，将中性粒细胞聚集至炎症部位。大多数被聚集的中性粒细胞不会停留在牙周结缔组织，而是从结合上皮迁移至生物膜，以帮助控制生物膜群。牙龈结缔组织中剩余的中性粒细胞形成有效的保护屏障，将生物膜和深部的牙周组织分隔开来。因此，牙龈炎时，组织对邻近生物膜的应答反应激活了一系列多重固有免疫机制。

在疾病易感个体中，生物膜内革兰阴性厌氧菌的出现与局部先天性和适应性免疫反应的进一步强化有关，也与从牙龈炎到牙周炎的疾病进展有关。疾病进展过程中，宿主基质金属蛋白酶（MMP）和骨吸收路径被激活，导致牙周结缔组织受到破坏；牙龈上皮细胞迁移至牙周结缔组织和牙槽骨吸收的区域，形成牙周袋：中心为生物膜，四周环绕着新暴露的牙根表面和溃烂的袋内上皮；溃烂的牙龈上皮下方，浸润着密集的免疫或炎症细胞，包括树突细胞、中性粒细胞、单核细胞、巨噬细胞和抗原特异性T、B细胞。随着附着丧失的进展和牙周袋的加深，患者或健康工作者清除相应部位生物膜及其产物的难度将会增大，从而促使疾病进一步进展。随着病变向重度牙周炎进展，局部和全身系统的促炎因子包括 TNF-α，IL-1，IL-6 和 IL-8 水平都会升高；随即全身系统出现急性期应答，包括C反应蛋白、正五聚蛋白 -3、纤维蛋白原、血糖浓度升高和血脂异常；血浆内毒素水平也可能升高，这取决于牙周炎的严重程度。在向重度牙周炎进展的个体口腔中，整个牙周袋上皮表面的面积估计有 8~20cm^2，这取决于疾病炎症程度及涉及的牙齿数量[24]；因此，随着疾病严重程度的增加，牙周炎病灶可以变成全身系统性炎症的重要来源。

2.6 牙周炎的宿主反应性破坏

定居在牙周袋内的革兰阴性厌氧糖化菌面临着一个挑战，那就是它们必须生存在一个敌对的环境中，这个环境中包含了一系列宿主产生的杀菌分子和固有免疫系统的效应细胞。但与此同时，它们又需要宿主炎症反应的副产物，比如中性粒细胞和巨噬细胞介导破坏宿主组织后产生的肽类和氨基酸，以及来源于血液的铁和卟啉以满足营养需求。因此，对细菌的生存而言，选择完全抑制宿主免疫反应的策略是不可行的。近年来，学者们提出了另一个思路来解释这个问题，即牙周炎相关的关键病原体所激发的宿主反应性组织破坏是牙周炎发生和发展的关键[25]。尽管这个假设解答了先前尚未完全解答的关于牙周病发病机制的问题，但是我们也必须考虑到，支持这个假设的大量证据均来自于小鼠实验。实际上，联合应用基因被操控和基因组被处理过以利于限定细菌感染种类的转基因小鼠，可以建立一个非常利于研究牙周炎发病机制的动物实验模型。

早期使用无菌小鼠的研究结果显示，单纯牙龈卟啉单胞菌的感染可以引起牙龈炎但几乎不引起牙槽骨吸收。但将牙龈卟啉单胞菌引入到限定菌属的动物体内，则会引起共生群体的过度生长和牙槽骨的丧失，尽管此时生物膜内的牙龈卟啉单胞菌数量还相对适度。引入生物膜内相对少量的成分可以改变宿主生物膜内的菌丛关系，菌丛关系会从与健康相关的共生向与疾病相关的生态失衡转变，这一发现被称为关键病原体假说。关键菌群的活动破坏了宿主反应，从而使数种宿主的杀菌机制变得迟钝；因为只有完整的或放大的宿主机制才能促进炎症的发展而杀灭细菌，因此，此时细菌生存需要的、来源于宿主的肽类、铁和卟啉都可由关键病原体提供。缺乏关键病原体时，次要细菌可以与宿主共存于健康的状态中；随着关键病原体的引入，部分次要菌群因逃脱了宿主的杀菌反应而大量增殖，使机体向疾病状态转变。这些与疾病相关的过度生长的共存物种被称为病理生物（pathobiont）[25]。

到目前为止，证明牙周炎中宿主反应性破坏机制的关键在于控制牙周生物膜的中性粒细胞和补体的作用。已有研究发现，牙龈卟啉单胞菌可以表达一种蛋白酶（牙龈蛋白酶），它能裂解补体 C5 释放中性粒细胞趋化片段 C5a，但不能激活片段 C5b；而没有 C5b，补体膜攻击复合物则不能完成组装，因而阻止了补体介导的细菌细胞裂解进程。牙龈卟啉单胞菌还会抑制 TLR2 的信号转导和中性粒细胞胞内吞噬的信号转导路径，结果导致牙周袋内中性粒细胞数量在增加，但结合并杀死牙龈卟啉单胞菌的能力却在下降。中性粒细胞的额外聚集，还会引起基质金属蛋白酶表达的增加，而基质金属蛋白酶会降解宿主牙周结缔组织，释放牙龈卟啉单胞菌所需的营养物质，如肽类和氨基酸等。这样，随着杀菌过程受到抑制，病理生物开始增殖，强化了宿主的炎症反应，促进了牙槽骨吸收。结果，牙周袋逐渐加深，以试图提前将生物膜与宿主隔离，此时如不加以干预治疗，最终结果将是牙齿的丧失[26]。

但关键病原体假说不能解答一个主要问题，即在人群中观察到的疾病易感性存在广泛差异的原因是什么。现在有人提出，原因在于关键物种细菌毒力因子不同[26]，但前文描述过，牙周炎易感性差异大部分（多达 50%）是由宿主遗传因素造成的。因此，可能是宿主体内涉及先天性或适应性免疫应答反应的基因发生了突变，从而增强了对关键病原体如牙龈卟啉单胞菌破坏的抵抗力或易感性；也有可能是一些个体发生了进化以规避微生物的破坏。为了确定这些猜测是否正确，现在学者们已经开展了一些研究，以确定关键病原体决定疾病易感性时，宿主基因是否发挥作用；以及是否转基因鼠模型的结果可以外推到人类的牙周炎上。

2.7 牙周病的治疗

疾病的治疗方案必然基于我们对疾病发病机制的了解。未来随着我们

2 牙周病的发病机制

对牙周病发病机制认知的深入，治疗途径可能会逐渐聚焦在有疾病风险的患者和相关特异性生物路径上。目前为止，显而易见，牙周病的发生与发展取决于口腔生物膜的存在，从健康牙周到牙龈炎再到牙周炎的进展过程中，微生物菌群会出现可预测的转变。微生物菌群从健康转向疾病的过程，提供了目前牙周治疗主要目标的基本原理：将疾病相关的生物膜转变为健康相关的生物膜。尽管我们已经开始意识到特异性菌群和宿主应答机制在牙周病发病机制中的作用，但目前大多数有效的疗法依赖的仍然是非特异性途径，即机械性破坏生物膜、减轻口腔中的细菌负荷。

牙周炎与成熟生物膜内的革兰阴性厌氧糖化菌有关，如红色复合体。为了生存，这些物种经过进化可以渗入粗糙的牙周袋，或促进牙周袋变得粗糙，以便在宿主的炎症反应中获取代谢所需的、苛刻的低氧张力环境、肽类、铁及卟啉。通过口腔保健措施或口腔医生的机械性清除操作（如刮治术、根面平整术）来破坏生物膜，被认为是极其有效的治疗方案，这样可以通过去除疾病相关菌群生长代谢所需的物质从而控制牙周病。生物膜的去除不仅破坏了红色复合体所需的厌氧环境，同时使初始的获得性薄膜开始重新形成生物膜。生物膜的去除减轻了牙龈的炎症反应，恢复了生物膜与宿主的共生关系。但是，随着牙周袋的加深，口腔卫生保健措施和专业清除措施的有效率会逐渐降低。因此，在牙周袋较深的部位，就需要进行手术干预，如截根手术或再生性手术，从而将牙周袋深度降至患者可以充分保持的水平。

在疾病易感个体中，若患者不进行持续的口腔卫生保健治疗和定期专业护理，最终生物膜会再次形成，革兰阴性厌氧糖化菌会再次出现，从而促进牙周炎的再发生。因此，这种方案治疗牙周炎的成功概率可根据患者去除生物膜的日常频率和质量预测。这种方案也需要定期的专业护理，以确保口腔卫生保持在适当的水平，同时可以去除形成的钙化生物膜（牙菌斑）。尽管这种方案治疗牙周炎的成功性已被成功证明[27]，但若作为一种大众性健康干预措施，却存在两个关键的限制其有效性的条件：首先，人群中牙周炎的高发性决定需要大量的专业力量对疾病进行有效的治疗；

其次，这种方案的有效性取决于患者对口腔卫生保健干预的长期依从。这两个限制条件促使我们去寻找牙周炎其他可替代的治疗方案。

牙周炎的发生与发展都涉及生物膜，因此牙周病的治疗方案中涉及全身和局部抗生素的使用及口腔杀菌剂的冲洗。全身系统性抗生素与局部清洁措施联合应用被证明是防止细菌侵犯宿主牙周组织的有效方案；通过局部清洁措施，再感染的风险可能也会降低。但是，治疗慢性牙周炎时，若仅单纯使用全身系统性抗生素，治疗效应是有限的。因为生物膜内的细菌定植于牙周袋内，不直接与宿主的血液循环接触。此外，疾病的缓慢进展性意味着必须长期应用抗生素，因此会出现疾病相关菌属和机体抵抗疾病引起的其他并发症。在疾病复发的特定部位，作为传统清除措施的辅助疗法，局部应用不同载体负载的抗生素（如盐酸米诺环素、盐酸多西环素凝胶等）也是有效的。使用抗菌液如 0.12% 的氯己定葡糖糖酸盐冲洗，可以有效减少生物膜团块，减轻牙龈炎症，但这在牙周炎的治疗中作用有限。这可能是由生物膜的物理性质造成的；此外，药物自身还存在副作用，例如长期使用会使牙体着色。

近期出现了许多被称为可修正宿主应答反应的治疗方案，针对的是宿主的应答反应而不是生物膜。这种方案依据的基本原理是：牙周炎中多数的组织破坏，并非是由细菌自身活动引起的，而是由宿主对病原生物膜的应答反应引起的。最早的修正宿主应答反应方案的目标之一，是针对宿主炎症反应表达的一系列 MMP，尤其是 MMP-8，其在炎症损害例如牙周炎中与结缔组织的胶原分解有关。所有的 MMP 的激活都需要二价锌在活性位点作为辅酶因子，但其各自对辅酶因子的亲和力却有所不同。多西环素（20mg 多西环素）可以完全与 MMP-8 的活性位点结合，从而抑制其溶解胶原的活性。现已证明多西环素可以减小牙周结缔组织的破坏，尤其在与刮治术和根面平整术联合应用时[28]。

研究人员也尝试使用非甾体抗炎药如氟比洛芬来减轻牙周炎中的炎症反应。虽然，结缔组织的破坏很大程度上是由宿主的炎症应答造成的，但是若在炎症反应的早期阶段就过度抑制炎症应答，可能会降低宿主先天性或适应性免疫细胞的聚集和抗菌活性。花生四烯酸代谢产物（如消退素、保护素、脂氧素）的发现提供了一个备选方案，这些产物是宿主在炎症应答后期合成的，可以消除炎症。在牙周炎的兔模型中，在没有使用任何方法去除病原生物膜时，局部使用脂氧素可以停止炎症进展。随着炎症应答的消退，厌氧糖化菌需要的代谢及营养物质逐渐无法得到满足；在关键病原体被抑制后，牙周健康将逐渐恢复[29]。修正宿主应答反应疗法的主要优点包括：可以更少地依赖于患者自身有效的口腔卫生保健和可能的长时间药物治疗。

2.8 总 结

牙周炎被认为是一种微生物菌群造成的复杂型疾病，可能的病因是疾病易感个体生物膜内的关键病原体破坏了宿主的防御机制。尽管已经发现了大量与牙周炎易感性相关的环境危险因素，但目前认为，在疾病的易感和抵抗方面起主要作用的是宿主的遗传因素，其机制尚有待阐明。牙周病的发生与发展需要生物膜的存在，从健康牙周到牙龈炎再到牙周炎的进展，都与成熟生物膜内微生物种类的可预测性演替密切相关。因此，牙周治疗的主要目标是将与疾病相关的生物膜转变为与健康相关的生物膜。现在，已经可以通过相关的非特异性治疗措施达到这个目标。但更为重要的是，与牙周炎相关的革兰阴性糖化厌氧菌可以全身系统性播散，引起强烈的固有或适应性免疫应答，进一步提高全身系统性炎症水平。牙周炎的这些特点可以造成重要的全身系统性影响，具体情况将在随后的章节中进行描述。

参考文献

[1] Consensus Report: Chronic periodontitis. International workshop for a classification of

periodontal disease and conditions. Ann Periodontol, 1999, 4: 38.

[2] Geurs N, Iacono V, Krayer J, et al. American Academy of Periodontology Task Force Report on the Update to the 1999 Classification of Periodontal Diseases and Conditions. J Periodontol, 2015, 86:835–8.

[3] Eke PI, Dye BA, Wei L, et al. Prevalence of Periodontitis in Adults in the United States: 2009 and 2010. J Dent Res, 2012, 91:914–20.

[4] Eke PI, Dye BA, Wei L, et al. Update on Prevalence of Periodontitis in Adults in the United States: NHANES 2009 – 2012. J Periodontol, 2015, 86:611–22.

[5] Loe H, Anerud A, Boysen H, et al. Natural history of periodontal disease in man. Rapid, moderate and no loss of attachment in Sri Lankan laborers 14 to 46 years of age. J Clin Periodontol, 1986, 13:431–45.

[6] Genco RJ, Borgnakke WS. Risk factors for periodontal disease. Periodontol 2000, 2013, 62:59-94

[7] Grossi SG, Zambon JJ, Ho AW, et al. Assessment of risk for periodontal disease. I. Risk indicators for attachment loss. J Periodontol, 1994, 65:260–7.

[8] Keller A, Rohde JF, Raymond K, et al. Association between periodontal disease and overweight and obesity: a systematic review.J Periodontol, 2015, 86:766–76.

[9] Tabor HK, Risch NJ, Myers RM. Candidate-gene approaches for studying complex genetic traits: practical considerations. Nat Rev Genet, 2002, 3:391–7.

[10] Laine ML, Crielaard W, Loos BG. Genetic susceptibility to periodontitis. Periodontol 2000, 2012, 58:37–68.

[11] Boughman JA, Astemborski JA, Suzuki JB. Phenotypic assessment of early onset periodontitis in siblings. J Clin Periodontol, 1992, 19:233–9.

[12] Van der Velden U, Abbas F, Van Steenbergen TJ, et al. Prevalence of periodontal breakdown in adolescents and presence of Actinobacillus actinomycetemcomitans in subjects with attachment loss. J Periodontol, 1989, 60:604–10.

[13] Van der Velden U, Abbas F, Armand S, et al. The effect of sibling relationship on the periodontal condition. J Clin Periodontol, 1993, 20:683–90.

[14] Michalowicz BS, Diehl SR, Gunsolley JC, et al. Evidence of a substantial genetic basis for

risk of adult periodontitis.J Periodontol, 2000, 71:1699-707.

[15] Karimbux NY, Saraiya VM, Elangovan S, et al. Interleukin-1 gene polymorphisms and chronic periodontitis in adult whites: a systematic review and meta-analysis. J Periodontol, 2012, 83:1407-19.

[16] Kornman KS, Crane A, Wang HY, et al. The interleukin-1 genotype as a severity factor in adult periodontal disease. J Clin Periodontol, 1997, 24:72-7.

[17] Schaefer AS, Richter GM, Nothnagel M, et al. A genome-wide association study identifies GLT6D1 as a susceptibility locus for periodontitis. Hum Mol Genet, 2010, 19: 553-62.

[18] Kornman KS, Polverini PJ. Clinical application of genetics to guide prevention and treatment of oral diseases.Clin Genet, 2014, 86:44-9.

[19] Schaudinn C, Gorur A, Keller D, et al. Periodontitis: an archetypical biofilm disease.J Am Dent Assoc, 2009, 140:978-86.

[20] Aas JA, Paster BJ, Stokes LN, et al. Defining the normal bacterial flora of the oral cavity.J Clin Microbiol, 2005, 43:5721-32.

[21] Socransky SS, Haffajee AD. Periodontal microbial ecology. Periodontol 2000, 2005, 38:135-87.

[22] Hajishengallis G, Lamont RJ. Beyond the red complex and into more complexity: the polymicrobial synergy and dysbiosis (PSD) model of periodontal disease etiology.Mol Oral Microbiol, 2012, 27:409-19.

[23] Bostanci N, Belibasakis GN. Porphyromonas gingivalis: an invasive and evasive opportunistic oral pathogen. FEMS Microbiol Lett, 2012, 333:1-9.

[24] Hujoel PP, White BA, Garcia RI, et al. The dentogingival epithelial surface area revisited.J Periodontal Res, 2001, 36:48-55.

[25] Hajishengallis G. Periodontitis: from microbial immune subversion to systemic inflammation. Nat Rev Immunol, 2015, 15:30-44.

[26] Hajishengallis G. Immunomicrobial pathogenesis of periodontitis: keystones, pathobionts, and host response. Trends Immunol, 2014,35:3-11.

[27] AAP Research,Science and Terapy Committee Position Paper.Treatment of plaque-induced gingivitis,chronic periodontitis and other clinical conditions .J Periodontol, 2001, 71:1790-800.

[28] Payne JB, Stoner JA, Nummikoski PV, et al. Subantimicrobial dose doxycycline effects on alveolar bone loss in post-menopausal women. J Clin Periodontol, 2007, 34:776–87.

[29] Van Dyke TE. The management of inflammation in periodontal disease. J Periodontol, 2008, 79:1601–8.

牙周炎与糖尿病：一种复杂的关系 3

Maria Emanuel Ryan, Veena S. Raja, Sherry K. Sussman

3.1 引　言

　　本章重点讨论牙周病和糖尿病间的复杂关系。这两种疾病中，任何一种疾病未被确诊或治疗效果不佳，另一种疾病的患病风险就会增加；另外，理想的治疗方法必须可以阻止两种疾病双向作用中有害后遗症的发生。因为存在糖尿病类型、糖尿病治疗方法、血糖控制水平、有无并发症、牙周病严重程度、应用的牙周疗法和纳入样本量（纳入及排除标准差异较大）等一系列不同，所以这个领域的研究比较混乱。尽管存在这些挑战，但多

M.E. Ryan, DDS, Phd(✉)
Department of Oral Biology and Pathology, School of Dental Medicine,
Stony Brook University, Stony Brook, NY, USA
e-mail: Maria.Ryan@stonybrookmedicine.edu

V.S. Raja, BDS, MS
Graduate Program in Department of Oral Biology and Pathology, The Graduate School,
Stony Brook University Stony Brook, NY, USA

S.K. Sussman, MD, FACE, ECNU
Department of Medicine, Division of Endocrinology, School of Medicine,
Stony Brook University, Stony Brook, NY, USA

© Springer-Verlag Berlin Heidelberg 2016
R.G. Craig, A.R. Kamer (eds), *A Clinicain's Guide to Systemic Effects of Periodontal Diseases*, DOI 10.1007/978-3-662-49699-2_3

数证据表明，若为了给不断增长的、并发牙周病和糖尿病的人群提供理想的治疗方案，需要临床医生和口腔医生进行密切协作。更好地了解这些疾病的机制，将有助于使包括口腔医生和临床医生在内的多学科保健团队为复杂病患者群提供理想的治疗方案。另外，我们也必须应对并发牙周病和糖尿病的患者的多领域治疗方面的难题。

3.2 糖尿病：现况、流行病学、诊断和治疗

糖尿病是一种最初由糖代谢失调造成的全身内分泌紊乱型疾病，其主要标志是血糖浓度的升高，血糖浓度必须由患者和医生定期监测。血糖浓度的升高或高血糖症是由胰岛素分泌不足或缺乏造成的，同时患者也会出现脂质和蛋白质代谢的改变。目前，多数治疗方案均聚焦于治疗胰岛素分泌不足并提高胰岛素的敏感性，以降低血糖浓度。慢性高血糖症可以引起许多遍及全身的、长期的器官功能紊乱，进而对它们造成损害，这使得糖尿病成为美国排名第 7 的死亡原因。

2012 年度的报告估计，美国有 2910 万成人和儿童患有糖尿病（2100 万确诊患者和 810 万未确诊患者），患病人群占总人口的 9.3%[1]；其中大多数患有 2 型糖尿病，约 125 万人患有 1 型糖尿病。全世界有超过 3.87 亿糖尿病患者，到 2035 年可能会增至 5.92 亿[2]。在全世界的糖尿病人群中，2 型糖尿病的发病率占 80%，1 型占 10%，其余 10% 为妊娠糖尿病（GDM）或其他类型的糖尿病。此外，有 8600 万年龄 ≥ 20 岁的美国人患有前驱糖尿病，而 2010 年时这一数字为 7900 万，若不进行饮食和运动的调节，5 年内将有 15%~30% 的人发展为 2 型糖尿病。在美国糖尿病患者中，年龄 ≥ 65 岁的患者占了很高比例，有 1180 万，约占人群的 25.9%；约 2.08 万年龄 < 20 岁的美国人被估计已经确诊为糖尿病，约占人群的 0.25%。美国成年人一生中有 40% 的风险患上糖尿病[3]，2012 年用于糖尿病的治疗费用为 2450 亿美元。因为这些原因，美国疾病预防控制中心（CDC）认

3 牙周炎与糖尿病：一种复杂的关系

为糖尿病是我们这个时代的流行疾病。

糖尿病患者的增加可归因于人们寿命的增长，城市化进程的加快，生活方式的改变（包括运动的减少和饮食的改变）。在全世界，肥胖对大量糖尿病患者产生了巨大的影响，而在美国，有超过1/3（34.9%或7860万）的美国成年人过度肥胖[4]。"肥胖性糖尿病（diabesity）"这一定义就是强调糖尿病和肥胖的密切关联[5]。此外，人口特征和遗传倾向性的改变也增加全世界糖尿病的患病率，亚洲的糖尿病患病率已经高达60%。2型糖尿病以往被称为成人发病型糖尿病，但因其在儿童中的戏剧性增高（几乎与西方国家儿童肥胖的增长持平），导致美国糖尿病协会对这个疾病术语进行了修正[6]。在美国，2型糖尿病更常见于肥胖的西班牙裔美国人、黑人和印第安人。在患者少年时期，导致糖尿病远期并发症进展的危险因素非常重要，这些因素将潜在增加此慢性病的发病率和死亡率。

表3.1列出了糖尿病的主要类型。其中，GDM常在妊娠24周被检测出，在妊娠女性中的发病比例为14%。GDM与2型糖尿病的病理生理变化相似，需要严格监测血糖并进行治疗，多数女性会在分娩后恢复正常。但值得

表3.1 美国糖尿病协会（ADA）对糖尿病的分类（1997年）

1型糖尿病
胰岛素依赖型糖尿病
2型糖尿病
非胰岛素依赖型糖尿病
妊娠糖尿病
其他类型的糖尿病
B细胞功能基因缺陷型糖尿病或胰岛素活性基因缺陷型糖尿病
胰腺疾病或胰腺受损型糖尿病
感染型糖尿病
药源性糖尿病或化学诱导型糖尿病
内分泌病型糖尿病
其他与糖尿病相关的遗传综合征

注意的是，所有 GDM 患者中，30%~50% 将在未来 10 年内发展为 2 型糖尿病[7]。

1 型糖尿病与胰腺自身免疫性 B 细胞的破坏有关，会导致内源性胰岛素分泌不足，使细胞内的葡萄糖不能被储存或利用。治疗方法主要包括皮下注射胰岛素，近来发展为吸入胰岛素；胰腺再植，但目前尚不能推广使用。饮食和运动也是糖尿病治疗方案的一部分。1 型糖尿病在身材瘦削或正常、年龄 < 30 岁的白人中更普遍；而且 1 型糖尿病患者通常的发病年龄 < 20 岁，因此又被称为青少年型糖尿病。患者可能存在家族史，最初经常是突然发病，胰岛素水平急剧下降，引起细胞饥饿和危及生命的酮症酸中毒，之后会被诊断为 1 型糖尿病。当体内的脂肪作为能源而分解，分解的脂肪酸转变为酮时，就会发生酮症酸中毒。排尿会消除酮，但会导致机体脱水，若不及时治疗，最终会引起昏迷和死亡。酮症酸中毒的症状和体征包括：恶心、呕吐、腹痛、尿频、脱水、黏膜干燥、皮肤非正常性肿胀、心动过速、低血压、Kussmaul 呼吸、精神状态改变以及可能的昏迷。实验室指标包括：高血糖，血尿素氮（BUN）、肌酐和阴离子间隙增加，血钾和血磷降低，酸中毒。

与之相反，2 型糖尿病或妊娠糖尿病患者可以一直分泌胰岛素，血清中的胰岛素可能维持在正常水平，也可能会升高或降低；此外，酮症酸中毒的发生也不像在 1 型糖尿病中那么普遍。2 型糖尿病可能多年都不会被检测到，它会表现为胰岛素抵抗及其他的病理生理异常，从而促成了高血糖症，如图 3.1 展示的"恶兆八重奏"[8]。在 1、2 型糖尿病中，慢性高血糖症引发了相似的远期并发症。2 型糖尿病在非裔美国人、拉丁美洲人、亚裔美国人、太平洋岛人和印第安人中的患病率较高，一些群体中 30~64 岁的成年人近半数患有 2 型糖尿病。2 型糖尿病有很强的遗

表 3.2 糖尿病的典型症状和体征

多饮、多尿、夜尿、多食
无法解释的体重减轻
抵抗力弱
易受到感染
腿痉挛
手足麻木
阳痿
视力模糊
伤口或瘀斑难以愈合

3 牙周炎与糖尿病：一种复杂的关系

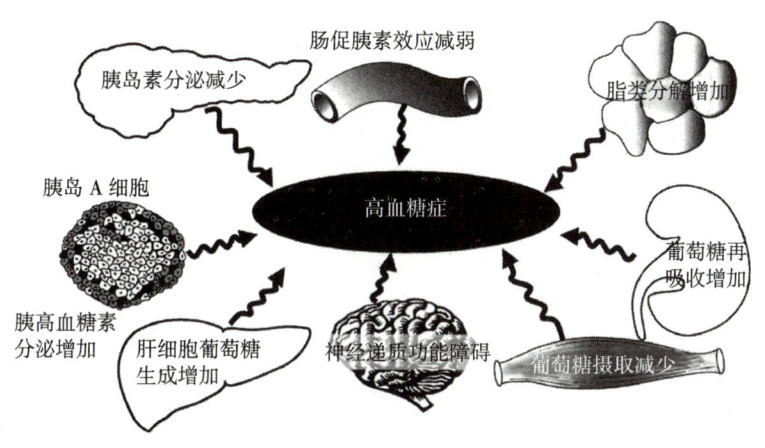

图 3.1 "恶兆八重奏"。在 2 型糖尿病、肝细胞葡萄糖生成过程中，多种缺陷导致了葡萄糖耐受不良的发展[8]

传倾向，大多数人会在成年期（＞45岁）发病，因此被称为成人糖尿病。妊娠糖尿病史、前驱糖尿病史、高血压（HTN）、血脂异常是其重要的风险评估项。2型糖尿病通常不会突然发生，在确诊前可能没有任何症状或多年来仅有轻微症状，如表3.2所示。75%的2型糖尿病患者表现为肥胖或曾经表现为肥胖（大于理想体重的20%），患者向心性肥胖增加，体力活动减少。初始治疗通常为饮食控制与运动锻炼，随后升级为口服和（或）注射药物以增加内源性胰岛素分泌或提高组织对葡萄糖的敏感性（图3.2）。对大多数患者而言，最初的治疗方案是胰岛素疗法，因为内源性胰岛素的产量在减少，而同时胰岛素抵抗在增加。

因为未确诊的糖尿病患者很多，筛选就显得非常重要。在未妊娠的成年人中，糖尿病的筛选过程基本是相同的，同时包括偶尔或随机的血糖浓度升高（≥200mg/dl），空腹血糖浓度升高（FPG≥126mg/dl），口服葡萄糖耐量试验（OGTT）和糖化血红蛋白 A_{1C}（HbA_{1C}）升高（≥6.5%），如表3.3所示[9]。空腹血糖浓度一直是诊断儿童糖尿病的优先测试指标，HbA_{1C} 一般用于未妊娠的成年人。HbA_{1C} 相对空腹血糖和 OGTT 的优点在于：更方便（不需要空腹）、更稳定、因压力和疾病产生的日常变化更小。

早期诊断有助于获得理想的治疗效果，减少远期并发症的发生。此外，

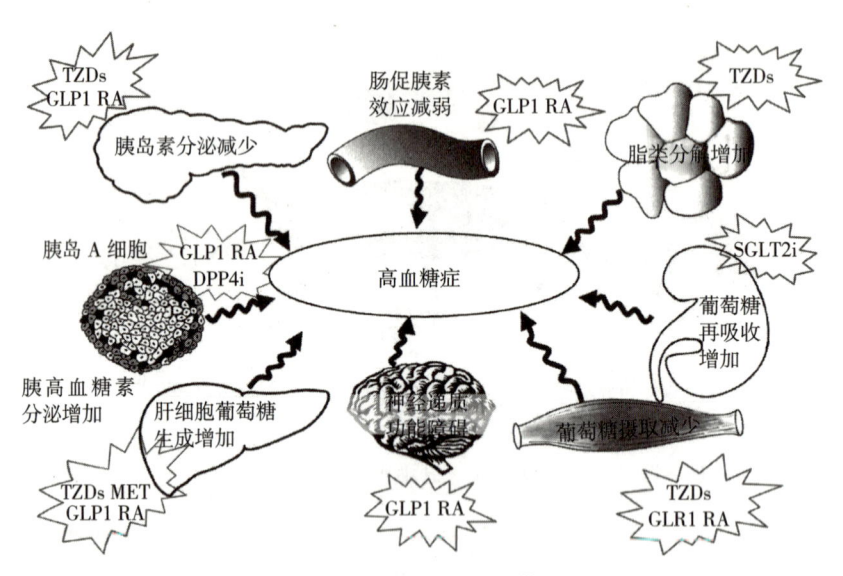

图 3.2 目前可及的抗糖尿病靶向治疗的病理生理异常[8]。TZDs= 噻唑烷二酮。GLR1 RA= 胰高血糖素 1 受体。DPP4i=4 型二肽酰肽酶抑制剂。SGLT2i=2 型钠 - 葡萄糖协同转运蛋白抑制剂。MET= 二甲双胍

表 3.3　糖尿病的诊断标准[9]

糖化血红蛋白 A_{1C} ≥ 6.5%。测试必须在实验室进行，使用经美国国家糖化血红蛋白标准化计划（NGSP）证明过的方法，以糖尿病控制和并发症试验（DCCT）为标准[a]
或者
空腹血糖浓度 ≥ 126mg/dl（7.0mmol/L）。空腹是指至少 8h 内未摄入能量[a]
或者
口服葡萄糖耐量试验期间，2h 的血糖浓度 ≥ 200mg/dl（11.1mmol/L）。该测试应按世界卫生组织（WHO）标准，糖负载保持与 75g 无水葡萄糖溶解在水里的糖量等效[a]
或者
患者有典型的高血糖或高血糖危象症状，随机血糖浓度 ≥ 200mg/dl（11.1mmol/L）[a]

a 在高血糖症不明确时，应重复测量以证实结果

对前驱糖尿病的鉴别诊断有利于实施有效的预防措施。表 3.4 中列出了增加糖尿病和前驱糖尿病患病风险的指标，包括糖耐量降低（IGT）、空腹血糖受损（IFG）、显著的糖尿病家族史、血管病或高血压病史[9]。代谢综合征是一种发病率高的多因子病，可能是糖尿病的前期状态，因为它对

2型糖尿病和心血管疾病有一定的预测价值。代谢综合征被认为是胰岛素抵抗及以下两种以上症状的联合表现：中心性肥胖、血脂异常、高血压和空腹血糖浓度≥110mg/dl，机体的促炎症状态可能会增加此病的发病率[10]。

建议每3年对年龄＞45岁、有其他危险因素（如高血压、高胆固醇血症）或年龄＞30岁，且为糖尿病患者一级亲属的、无症状的成年人进行糖尿病筛查，如表3.5所示[9]。对任何年龄段的超重或根据体重指数（BMI）

表3.4 增加糖尿病风险的指标（前驱糖尿病）[9]

空腹血糖浓度 100mg/dl（5.6mmol/L）~125mg/dl（6.9mmol/L）（空腹血糖受损）
或者
在75g糖的口服葡萄糖耐量试验中，2h的血糖浓度达到140mg/dl（7.8mmol/L）~199mg/dl（11.0mmol/L）（糖耐量降低）
或者
糖化血红蛋白 A_{1C} 介于 5.7%~6.4%
这3项测试中，患病风险持续存在，从最低水平开始增加，至最高水平时变得不成比例的高

表3.5 无症状成年人糖尿病检测的标准[9]

1. 考虑对具备以下特征的所有超重（BMI≥25kg/m²ᵃ）、存在额外危险因素的成年人进行测试：
   （a）体力活动不足
   （b）糖尿病患者的一级亲属
   （c）高风险种族/族群（比如非裔美国人、拉丁美洲人、印第安人、亚裔美国人和太平洋岛人）
   （d）所生儿童体重＞第91位百分数或被诊断过妊娠糖尿病的女性
   （e）高血压（≥140/90mmHg或正在接受高血压治疗）
   （f）高密度脂蛋白胆固醇水平＜35mg/dl（0.90mmol/L），和（或）三酰甘油水平＞250mg/dl（2.82mmol/L）
   （g）患多囊卵巢综合征的女性
   （h）在先前的糖耐量降低、空腹血糖受损的测试中 HbA_{1C}≥5.7%
   （i）临床其他与胰岛素抵抗相关的状况（比如极度肥胖、黑棘皮症）
   （j）心血管疾病史
2. 应对所有患者，尤其是那些超重或肥胖的患者，从45岁开始进行检测
3. 如果结果是正常的，鉴于测试的频率取决于初始结果（比如应对前驱糖尿病患者每年进行检测）及风险状态，应至少3年内重复检测

ᵃ 某些种族的危险BMI可能会偏低。BMI=体重指数。HbA_{1C}=糖化血红蛋白 A_{1C}

判定为肥胖的成年人（亚裔美国人中 BMI ≥ 25kg/m² 或 ≥ 23kg/m²），以及那些存在一项及以上糖尿病危险因素的成年人，也应该考虑进行测试，评估其糖尿病的患病风险。所有成年人的测试应从 45 岁开始。但对超重或肥胖的、存在两项及以上糖尿病附加危险因素（如表 3.6 所示）的儿童和青少年，应考虑进行前驱糖尿病的检测[9]。如果测试结果正常，也应至少每 3 年进行一次重复测试。

众所周知，高血糖症可以造成组织损伤，引起糖尿病并发症，如表 3.7 所示。高血糖症不仅会糖化蛋白质（如血红蛋白和胶原），产生糖化末端产物（AGE）；而且会造成葡糖醇和果糖在神经系统与晶状体内积聚，引发神经病变、视网膜病变及白内障。高血糖症还可以激活蛋白激酶 C，影响血管细胞，促进微血管系统和大血管系统并发症的发生。以上这些组织变化都是蛋白质功能和表达水平改变及细胞因子活化的结果。组织内的渗透压与氧分压也与高血糖症有关。神经系统病变时会出现感觉和运动神经元的传导速度降低，肾脏病变时会出现肾小球过滤速度和肾血浆流量增加。可能增加糖尿病患者死亡风险的并发症包括心脏病多次发作、多次卒中以及肾脏病。糖尿病视网膜病变还与成人失明有关，其中最常见的症状是白内障。糖尿病常见的其他并发症包括神经系统病变、伤口延迟愈合和牙周

表 3.6　无症状儿童中 2 型糖尿病的检测[9]

标准：

超重（BMI 大于其年龄、性别组的第 85 位 BMI 百分位数，体重大于其身高组的第 85 位体重百分位数，或体重大于其身高对应的理想体重的 120%）

附加以下危险因素中的任意两种：

（a）一级或二级亲属有糖尿病家族史

（b）人种/种族（印第安人、非裔美国人、拉丁美洲人、亚裔美国人、太平洋岛人）

（c）出现胰岛素抵抗的征象或与胰岛素抵抗相关的状况（黑棘皮病、高血压、血脂异常、多囊卵巢综合征或早产低体重儿）

（d）母体有糖尿病史或妊娠糖尿病史

初始年龄：10 岁或青春期始（若青春期提前的话）

频率：每 3 年一次

针对年龄 ≤ 18 岁的人群。BMI= 体重指数

3 牙周炎与糖尿病：一种复杂的关系

炎。患糖尿病后，患者感染的风险大大增加，这反过来降低了患者对糖尿病的控制力。

在血糖控制方面，患者和医生评估治疗方案有效性的两项主要技术指标是患者血糖的自我监测（SMBG）及 HbA_{1C} 的自我监测。我们发现，对 2~3 个月内的血糖控制水平进行整体评估时，HbA_{1C} 是血糖监控的金标准。对 1 型糖尿病患者进行的糖尿病控制和并发症试验（DCCT）结果显示，利用 HbA_{1C} 水平评估并严格控制血糖，可以降低多种远期并发症发生的风险[11]。在 DCTT 中，通过更严格的血糖控制，将 HbA_{1C} 维持在 7% 的理想水平后，发生视网膜病变的绝对风险会大幅降低[12]。美国糖尿病协会（ADA）提出，对于特殊个体，以 $HbA_{1C} < 6.5\%$ 为目标，将 HbA_{1C} 控制在 < 7% 时，可以减少糖尿病远期并发症的风险（表 3.7），并能减缓其进程。英国糖尿病前瞻性研究团队（UKPDS）在 2 型糖尿病患者中开展了大量临床研究，用于评估与便捷的血糖控制（仅通过饮食）相比，加强血糖控制对微血管系统和大血管系统并发症的影响[14]。研究发现，当 $HbA_{1C} > 6.5\%$，微血管系统和大血管系统并发症的发生率就会增加；而加强对饮食、磺酰胺类药物、胰岛素或二甲双胍类药物的控制可以显著减少微血管系统并发症的发生。一组长达

表 3.7 糖尿病的典型并发症

大血管疾病（动脉粥样硬化加速）
周围性疾病
心血管疾病（冠心病）
脑血管疾病（卒中）
肾脏病
肾衰竭
神经系统疾病
感觉性疾病（常见于周围神经系统）
自主神经系统疾病（节律障碍、血压变化、泌尿生殖系统疾病、胃轻瘫）
视网膜病变
失明、视力模糊
伤口愈合改变
牙周炎

6年的随访数据还显示，HbA_{1C}介于6.2%~7.5%的患者，视网膜病变进展的速度超过HbA_{1C} < 6.2%的患者病变进展速度的4倍；HbA_{1C} > 7.5%的患者病变的进展速度略微超过HbA_{1C}在6.2%~7.5%的患者病变的进展速度。一些小型的队列研究也证实，HbA_{1C} > 6.5%的重要性，在1、2型糖尿病之间并没有显著差异。基于这些及其他研究的数据，美国临床内分泌协会（AACE）提出，HbA_{1C}的控制目标应在6.5%以下。对所有在UKPDS接受强力控制的个体进行流行病学分析也发现，每当HbA_{1C}降低1%，大血管并发症发生的风险会降低14%，微血管并发症发生的风险会降低37%[15]。

糖尿病的治疗目标是阻止急性和慢性大血管并发症的发生，这些并发症是糖尿病患者最常见的并发症，且是造成糖尿病患者残疾和死亡的主要原因。然而现实是，许多糖尿病患者难以达到HbA_{1C}的控制目标，美国成年糖尿病患者中有48%的人HbA_{1C} > 7%[16]。UKPDS的数据库建立了空腹血糖目标值，治疗的目标血糖浓度应< 108mg/dl。NHANES的数据库资料显示，空腹血糖浓度在110~119mg/dl时，视网膜病变发生的风险会增加。空腹血糖浓度> 110mg/dl与心血管疾病风险大幅升高有关。在包含3500例无糖尿病患者的CARE（心血管风险评估）研究中，空腹血糖浓度> 90mg/dl时，患者心血管疾病的复发率会增加；空腹血糖在浓度110~115mg/dl时，复发率会双倍增加。基于这些研究，ADA的空腹血糖目标是90~130mg/dl，AACE则提出空腹血糖浓度< 110mg/dl。HbA_{1C}的个体差异较小，且对微血管及大血管并发症的预测价值较高[18]。尽管监测HbA_{1c}的费用比监测空腹血糖的费用高出许多，但其在预测并阻止临床并发症方面或许是一个性价比较高的选择。

3.3 牙周病和糖尿病的共同基础

牙周病是世界上最常见的慢性炎症性疾病，近来有报道指出美国47%的成年人患有牙周病[19]。如本书第2章所述，牙周病原菌是牙周炎患病

3 牙周炎与糖尿病：一种复杂的关系

的基础，但仅有这些病原菌不足以加重疾病。迄今为止，我们还意识到，未予治疗的牙周炎是一种无症状疾病，却可以使机体面临严峻的挑战，如菌血症、脓毒症及由高敏 C 反应蛋白（hsCRP）升高造成的全身炎症水平的升高[20]。C 反应蛋白可能是心脏病发作的强相关因子，因此目前大多数内科医生都会同时检测患者的 hsCRP 和胆固醇，以便对心血管疾病风险进行更加精确的评估[21]。2000 年美国外科医生协会报告中，关于"口腔健康"的部分指出，"口腔是健康或疾病的镜子，是机体的守卫和预警系统，是研究其他系统器官的辅助模型，是影响机体健康的病原菌的潜在来源"[22]。这就是糖尿病与口腔健康的真实关系，因为明显的口腔病变很可能是未确诊或难以控制的糖尿病的重要征象之一，也可能是机体其他不易检测的组织器官发生病变所引起的。口腔健康状况差可能会对糖尿病的控制带来负面影响，会增加糖尿病其他并发症的发生风险，甚至可能增加前驱糖尿病发展成为糖尿病的风险。

糖尿病和牙周病都是慢性病，若控制不良，两者都可持续发展。两者也都可被治疗，但都不能被治愈；如果能提前检测出高风险个体，两种疾病就都可以被预防。进行前驱糖尿病和牙龈炎的早期检测，就可以尽早实施干预措施。这两种疾病有共同的危险因素，如肥胖（约占人群的 30%~40%）、代谢综合征（占人群的 24%）及遗传因素等。糖尿病和牙周病都可在妊娠期间发生，但它们经常发生在年龄 > 45 岁的人群中。糖尿病和牙周炎互为危险因素。两者都可以升高 hsCRP 的水平，都可以在发病后很长时间内保持无症状的状态。由糖尿病中晚期糖基化终产物 – 晚期糖基化终产物受体（AGE-RAGE）之间的相互作用、牙周病中细菌及两者共同的遗传易感性所造成的、潜在的慢性炎症状态，或许可以用来解释与其相关的心血管疾病、不良妊娠结局和某些癌症发生风险的增加。

在前驱糖尿病中，急性感染可能会导致机体处于暂时的糖尿病状态，此时需要短期的胰岛素治疗。胰岛素抵抗型动脉粥样硬化研究（IRAS）显示，即使在非糖尿病患者中，基于 CRP 检测指标的炎症状况，也与胰岛素敏感性有关[23]。一项长达 5 年的、包含 1047 例非糖尿病患者的队列研究显示，2型糖尿病的进展与血清CRP水平和其他炎症标记物存在相关性。调查者据此得出结论，慢性炎症是2型糖尿病的新危险因素。我们研究小组也开展了对10例糖尿病患者牙周病状态与胰岛素抵抗程度相互关系的研究[24]。我们使用血糖正常的高胰岛素血症值来确定危险差（RD）的值，用以衡量胰岛素抵抗的程度，同时对糖摄入和胰岛素敏感性进行测量。我们还进行了牙周临床检查，确定附着丧失≥5mm的部位的数量；运用DNA分析方法确定IL-1的基因变异[25]。结果发现，50%IL-1多态性测试为阳性的个体和附着丧失≥5mm部位数量最多的个体，对胰岛素的抵抗程度非常强（RD值＜8）。对10例受试者进行的评估显示，附着丧失量最多者胰岛素抵抗最强，附着丧失最少者胰岛素敏感性最强。流行病学研究发现，随访的20年内，牙周病患者更容易罹患2型糖尿病[26]；同时，患不同程度牙周炎的患者糖尿病的风险也会增加2倍。

3.4　糖尿病对牙周组织的影响

　　糖尿病与牙周炎的发病率和严重程度密切相关，同时牙周炎也被认为是糖尿病的主要并发症之一；长期血糖控制不佳与牙龈炎、牙周炎和牙槽骨吸收的发生、发展有关；代谢控制程度和糖尿病病程也与牙周病严重程度密切相关[13]。众所周知，糖尿病会增加机体感染的风险，由感染引起的、由炎症驱动的牙周炎是糖尿病的一种并发症。在一项包含3500例成年糖尿病患者的荟萃分析中，Papapanou等发现，糖尿病和牙周炎有重要联系[27]。另一项经典的横断面研究也显示，患有1型糖尿病的青少年中，牙周炎的发生率增加了5倍[28]。流行病学研究发现，成年糖尿病患者体内，附着丧失和骨吸收的发生率和严重程度均有所增加。一项多变量风险分析显示，2型糖尿病患者发生牙周炎的风险比无糖尿病者高3倍（已经校正过易混淆变量，包括年龄、性别、口腔保健措施等）[29]。NHANES Ⅲ期研究调查了数千例血糖控制不佳的美国成年人之后，得到的结果也支持以上研究结论。与无糖尿病相比，糖尿病使牙周炎的发生风险增加了3倍（已经校正过年龄、性别、口腔保健措施因素）[30]。随着病程的延续，与其他糖尿病远期并发症（如视网膜病变）相似，糖尿病血糖控制不佳会增加牙周附着丧失和骨吸收风险。能够加重糖尿病患者牙周炎的一些因素如表3.8所示。

图3.3列举了糖尿病影响牙周组织的一些机制[13]，其中许多与糖尿病典型并发症的诱导发生机制相同，如视网膜病变、神经系统病变、肾病、大血管疾病和伤口延迟愈合等。糖尿病时，中性粒细胞、单核细胞和巨噬细胞的功能发生了变化。这些细胞是机体的第一道防线，其功能受损可能会抑制牙周袋内的杀菌过程，从而使牙周组织的破坏增加。牙周组织最主要的损伤修复细胞是成纤维细胞，其在高糖环境下不能发挥很好的修复作用，所以持续的高血糖可能会削弱牙周组织的愈合能力。糖尿病时，尤其在血糖控制不佳的情况下，糖蛋白的水平会升高；体内含量最高的蛋白胶原会被糖基化，最终引起AGE积聚在包括牙周组织在内的体内多个组织中。由于蛋白质的功能和更新被改变，伤口的愈合过程受到影响，富含AGE的牙龈组织会发生病变。

表3.8 加重糖尿病患者牙周病严重程度的因素 [13]

糖尿病病程
代谢控制程度
同时出现的并发症
 血管病变（心脏病、卒中）
 伤口延迟愈合
 肾脏病
 神经系统病变
 视网膜病变（眼部疾病）
同时出现的危险因素
 激素改变（青春期、妊娠期、更年期）
 药物
 牙菌斑
 吸烟
 压力

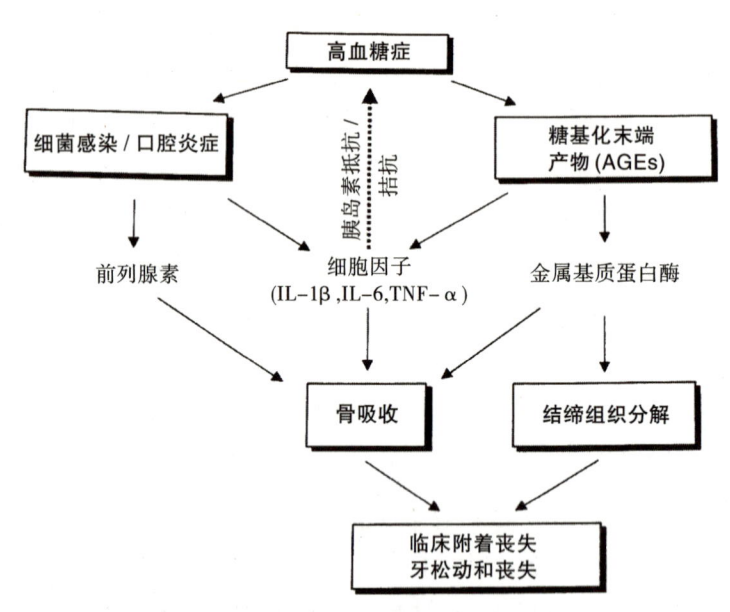

图3.3 糖尿病时血糖控制不佳引发并加重口腔炎症、牙龈炎和牙周病。图中所示情况会引发宿主介导的炎症应答，进一步阻碍了对高血糖的控制。这些机制引发的恶性循环加重了牙周病的严重程度（引自 Ryan 等的研究[13]）

AGE 是糖尿病并发症之间最基本的联系。AGE 的积聚会造成机体组织渗透压和氧分压的变化，从而引起组织病变。AGE 和炎症细胞上的 AGE 感受器（RAGE）相互作用，会导致促炎症细胞因子、前列腺素和酶（如基质金属蛋白酶）的释放增加与激活；同时增加了巨噬细胞向富 AGE 部位迁移与积聚。在免疫系统对革兰阴性菌的脂多糖、高水平的脂质、因 HLA-DR3/4 或 HLA-DQ 基因型而加剧的 AGE 做出应答时，可以观察到中性粒细胞高分泌性表型。与那些牙周袋深度相同但未患糖尿病者相比，1 型糖尿病患者龈沟液（GCF）内促炎介质的水平增加了 4 倍[31]。Engebrettson 及其同事发现，同样是血糖控制不佳的 2 型糖尿病患者，HbA_{1C} 水平 > 8% 的患者龈沟液内 IL-1α 的水平，是 HbA_{1C} 水平 ≤ 8% 患者的 2 倍。这个团队还发现，2 型糖尿病患者体内血清 TNF-α 水平与牙周炎严重程度有关[32]。慢性牙周炎症可以引发全身系统性炎症，从而促发胰岛素抵抗；此外，内衬在血管上的内皮细胞，通过RAGE介导的活化，会增加黏附分子的渗透性和分泌。这些发生在糖尿病患者血管系统中的变化，可能会帮助细菌产物和宿主产生的局部炎症介质进入全身循环。AGE会导致上皮细胞的功能异常，抑制微血管的生长和血管细胞的增殖。AGE的出现被认为与基底膜的增厚和脉管系统的病变有关。血管的退行性变会干扰营养物质和白细胞向牙龈组织的迁移，降低氧扩散和代谢废物的清除，因此，可以通过降低组织愈合力来增加牙周炎的严重程度[13]。成纤维细胞上RAGE的激活，会导致胶原产量减少，MMP水平升高。因此，富含AGE的牙龈组织影响了牙周病的发生风险和进展速度。

总之，糖尿病创造了一个特殊状态，它可以加重口腔炎症程度，再加上炎症介质的过度释放和酶的降解，所有这些都参与了牙周炎的发展进程。糖尿病患者有很高的牙周病患病风险，因为患者会发生与同等细菌负荷不成比例的过度炎症，与其口腔内牙菌斑和牙结石水平并不相称。糖尿病诱导了机体对牙周病原菌的过度免疫应答，导致牙周组织破坏加剧。

3.5 牙周病对糖尿病的影响

尽管全身系统性疾病（如糖尿病）可以影响口腔健康的认知已经越来越明晰，但同时也有越来越多的证据表明，口腔感染也可以产生全身系统性影响，这种双向关系在糖尿病控制上显得尤为重要。有关活跃的炎性结缔组织病的研究显示，炎症可以引发胰岛素抵抗[33]。TNF-α可以妨碍脂代谢并引起胰岛素抵抗，IL-1β和IL-6则可以拮抗胰岛素的作用。宿主介导的炎症应答，可以阻碍糖尿病患者进行血糖控制；同时，血糖控制不佳会加重牙周炎，从而进入一种恶性循环。因此，预防和控制口腔炎症和牙周病，对预防和治疗糖尿病并发症是非常重要的。系统性感染会增加炎症的发生率，而这又会加重胰岛素抵抗，从而使患者更难控制他们的血糖水平。此外，细菌感染会减少骨骼系统经胰岛素介导的糖摄入量，进而造成全身系统性胰岛素抵抗。急性脓毒症和细胞因子的分泌（TNF-α、IL-1β、IL-6）会引发胰岛素抵抗，减弱胰岛素的功能。慢性牙周病可以加剧胰岛素抵抗，恶化血糖控制水平，从而增加其他糖尿病远期并发症（如心血管疾病和肾病）的发病风险。

一项为期 2 年的纵向临床试验显示，在 2 型糖尿病患者中，患有重度牙周炎的患者血糖控制不佳的风险比牙周健康者高 6 倍[34]。Throstensson 等也报道，在 11 年的随访期间，伴重度牙周炎的糖尿病患者与伴轻微牙周炎或牙龈炎的糖尿病患者相比，蛋白尿、肾病体征的发生率更高，出现心血管系统并发症（包括卒中、心肌梗死）的人数更多[35]。另一项研究报道，在患有 2 型糖尿病的印第安人中，是否患有牙周炎（60% 为重度牙周炎）对缺血性心脏病和糖尿病肾病的死亡率的预测价值很高[36]。年龄超过 35 岁的 628 例受试者中，有 204 例在 11 年的随访期内死亡；在 54 例与心血管疾病相关的死亡患者中，有 44 例死于缺血性心脏病；在 35 例与糖尿病相关的死亡患者中，有 28 例死于肾脏病。校正年龄、性别因素后的数据显示，无或轻微牙周炎的患者的死亡率为 3.7%，中度牙周炎患者为 19.6%，重度牙周炎患者为 28.4%。另一篇报道也支持这一结果，2 型糖尿病个体中，牙周炎可以预测显性肾病和终末期肾病（ESRD）的发展[37]。对 529 例受试者进行的长达 22 年的随访观察发现，193 例出现了微量清蛋白尿，68 例出现了 ESRD，牙周病的严重程度与发生肾功能障碍的风险有关。慢性牙周炎可能会加重胰岛素抵抗，增加糖尿病远期并发症的发病风险。

3.6 治疗方案

牙周炎被认为是世界上最普遍的慢性炎症性疾病。因为系统性感染可以增加系统性炎症、胰岛素抵抗、血糖控制不佳的发生风险，因此这种疾病需要治疗。糖尿病患者或有糖尿病患病风险的人应该去口腔预防保健科就诊，评估口腔健康状态，在合适的口腔保健措施基础上，制订口腔感染和炎症的治疗计划。当口腔预防保健医生接触到越来越多的糖尿病患者后，他们就能更好地辨别这一患病人群普遍的疾病症状，并提供更好的应对措施。

血糖控制不佳的患者有较高的牙周炎患病风险，因此，口腔医生应与患者的内科医生进行交流，确定血糖的控制水平；如果控制不良，应考虑怎样实现更好的血糖控制，以帮助机体对牙周治疗做出理想应答。血糖控制不佳的糖尿病患者难以取得良好的牙周治疗效果，因此除牙周传统治疗方法外，还需要使用其他附加治疗，例如局部或全身使用抗生素和（或）宿主免疫调节疗法等。

既往大量的研究关注了牙周治疗是否可以改善血糖控制水平。最早的是 1960 年发表的系列案例研究，报道了对于 1 型糖尿病和牙周炎并存的患者，随着牙周治疗（包括刮治术、根面平整术、局部牙龈切除术、选择性牙拔除术等）的进行以及与青霉素、链霉素联合应用，所需的胰岛素量会逐渐减小[38]。Iwamoto 等也发现，对 2 型糖尿病患者进行牙周治疗会大幅降低血清 TNF-α 水平，并将 HbA_{1C} 保持在正常水平（7.1%~8.0%）[39]。一项包含 10 组共 456 例患者的干预试验的荟萃分析显示，牙周非手术治疗能将 HbA_{1C} 的绝对含量降低 0.4%；附加应用全身抗生素，会使绝对含量减小的平均值达到 0.7%[40]。近来还有其他综述和荟萃分析证实，牙周非手术性治疗可以改善血糖控制水平[41-43]。但是，一项多中心的随机临床试验却并不支持上述观点，该研究并未发现牙周非手术治疗对 HbA_{1C} 水平存在影响。HbA_{1C} 水平为 7%~9%，同时患中至重度牙周炎和 2 型糖尿病的患者，被随机分配至试验组（刮治术和根面平整术，在治疗后第 3 个月和第 6 个月附加氯己定含漱和牙周支持治疗，N=257）或对照组（6 个月内不进行治疗，N=257），6 个月内试验组和对照组无显著差异[44]。该研究结果提示，在治疗血糖控制不佳的糖尿病合并牙周炎患者时，除了应用机械性疗法，还需应用辅助疗法。

目前认为，进行刮治术和根面平整术时，多西环素是很有效的辅助用药，采用可达到无菌水平的剂量[普通多西环素或低剂量多西环素（SDD）20mg，每天两次]，每日服用，连用 3 个月。研究显示，多西环素对宿主的调控，使得 MMP 和细胞因子分泌减少，蛋白质的非酶糖基化反应和 AGE 合成减少，据此使多西环素成为糖尿病患者的较理想的牙周辅助用药。多西环素可以降低摄入高糖物质的患者体内的 HbA_{1C} 水平[45]。根面平整术（SRP）和多西环素辅助疗法联合应用，会显著改善牙周袋深度和临床附着水平，减少活性氧含量，减少 IL-2 的分泌，降低 HbA_{1C} 水平[46]。

3.7 伴牙周炎的糖尿病患者的临床治疗

3.7.1 牙齿考量

患者的病史回顾应该包括患者最后一次治疗评估的日期、现服用的药物、疾病史（包括所有糖尿病并发症史、血糖控制水平史等）。结果应送至患者的内科医生处，告知内科医生患者的口腔卫生状况。对于被怀疑患糖尿病的患者，或者先前被诊断为糖尿病但未被医师随访的患者，口腔医生或许需要考虑检测非空腹血糖、空腹血糖或 HbA_{1C}，并建议患者进行积极治疗。

我们已经将牙周病考虑在糖尿病的风险评估中。CDC 建议，口腔医生可以帮助鉴别诊断近 50% 未被确诊的 2 型糖尿病患者。口腔医生在糖尿病的早发现和早诊断中起着最重要的作用，因为超过 60% 的美国人每年至少会看一次口腔医生而且经常会多次拜访口腔医生，因此，口腔科可能是有效的糖尿病筛检科室。糖尿病患者的口腔治疗已经被讨论过[47-48]。现在应该考虑的是根据代谢控制水平和相关的糖尿病并发症，包括心血管疾病、神经系统疾病和伤口延迟愈合等，辨析糖尿病症状，并对治疗计划做出合理调整。口腔医生应该告知患者，他们患口腔疾病的风险，评估他们的口腔状况，检查他们有无口腔干燥、龋病、牙周病、脓肿和酵母菌感染等病变。

3.7.2 内科考量

许多内科医生尚不了解口腔卫生不良对他们的糖尿病患者可能造成的

影响。可以请他们帮助评估他们的患者是否被口腔医生检查过，如果没有，建议他们应该进行适度推荐。当高血糖难以控制时，内科医生可以考虑询问患者他们最后一次看口腔医生的时间，是否被诊断为牙周病；如果患有牙周炎，是否进行过彻底的治疗。直接咨询他们的口腔医生是一个不错的选择，可以讨论牙周治疗是否成功，全身或局部使用抗生素和（或）调节宿主免疫的辅助治疗是否按顺序进行。因为当糖尿病难以控制时，患者会伴发感染性腿部溃疡，这同样也适用于患者出现牙周感染和炎症时。内科医生进行的口腔评估可能会比较粗略，他们会查找炎症迹象或询问患者是否出现牙龈红肿或牙龈出血、牙龈退缩、牙松动、口臭或不适等症状。不管这些评估是经患者自述完成的还是经内科医生粗略检查完成的，他们应该将所有被怀疑患口腔疾病的人告知口腔医生。至少，内科医生应该确认口腔医生最后一次检查的时间，若糖尿病患者或有患糖尿病风险的患者在1年内没去看过口腔医生，应该告知他们去口腔医生处进行口腔检查。未来的护理诊断的观点能够帮助鉴定口腔炎症和感染，也将会给内科医生和其他健康工作者提供相关的口腔指导。内科医生应该推荐每年2次检查和必需的牙科治疗及口腔预防保健。内科医生的参照标准应该包括前驱糖尿病的评估和糖尿病患者的代谢控制水平。内科医生应该将最近的血糖、HbA_{1C}、hsCRP和胆固醇检测结果，以及可能支持糖尿病并发症患病风险增加的报告提供给口腔医生。

结 论

糖尿病对体内所有组织有着重要的影响，包括口腔。血糖控制不佳的糖尿病会增加牙周炎的患病风险，牙周感染或炎症以及治疗可以改变血糖的控制，两者间存在明显的相互作用关系。牙周病和糖尿病并发症的共同点是会加重全身炎症的程度。

本章强调了早期检测和干预糖尿病与牙周炎的重要性，以及口腔健康工作者可以起到的重要作用。现有的数据显示，治疗口腔疾病尤其是牙周炎时，定制性治疗方案会使口腔治疗结果变得更为理想，尽管在血糖控制方面可能没有直接改善作用；另外，治疗牙周炎时，应用辅助疗法可能会直接影响血糖控制。控制、阻止牙周病必须作为代谢控制治疗的一部分，因为口腔健康的提高可以提高糖尿病患者的整体健康水平。

在糖尿病患者的治疗中，团队协作是非常必要的，团队成员包括内科医生、护士、糖尿病教育者、营养学家、口腔医生、保健专家及大量的其他专科医生。在此需要口腔医生和临床医生交流合作，促进糖尿病患者的痊愈。口腔健康不应被认为是一种可有可无的选择，现今有关糖尿病患者口腔和整体健康关系的证据证明，口腔医生的基础性和预防性作用越来越重要。

参考文献

[1] Centers for Disease Control and Prevention. National diabetes statistics report: estimates of diabetes and its burden in the United States. Altanta: US Department of Health and Human Services, 2014.

[2] International Diabetes Federation. IDF diabetes atlas update poster.6th ed. Brussels: International Diabetes Federation, 2014.

[3] Gregg EW, Zhuo X, Cheng YJ, et al. Trends in lifetime risk and years of life lost due to diabetes in the USA, 1985-2011: a modelling study. Lancet Diabetes Endocrinol, 2014, 2:867-74.

[4] Ogden CL, Carroll MD, Kit BK, et al. Prevalence of childhood and adult obesity in the United States, 2011-2012. JAMA. 2014, 26, 311(8):806-14.

[5] Astrup A, Finer N. Redefining type 2 diabetes: 'diabesity' or 'obesity dependent diabetes mellitus'?Obes Rev, 2000, 1:57-9.

[6] Pinhas-Hamiel O, Dolan LM, Daniels SR, et al. Increased incidence of non-insulin-dependent diabetes mellitus among adolescents. J Pediatr, 1996, 128:608-15.

[7] Kwak SH, Choi SH, Jung HS, et al. Clinical and genetic risk factors for type 2 diabetes at early or late post partum after gestational diabetes mellitus. J Clin Endocrinol Metabol, 2013, 98:E744–52.

[8] DeFronzo RA, Triplitt CL, Abdul-Ghani M, et al. Novel Agents for the Treatment of Type 2 Diabetes. Diabetes Spectr, 2014, 27:100–12.

[9] American Diabetes Association.14.Diabetes advocacy. Diabetes Care, 2015, 38(suppl 1): S86–7.

[10] Kaur J. A comprehensive review on metabolic syndrome. Cardiol Res Pract, 2014, 2014:943162.

[11] Diabetes Control and Complications Trial Research Group. The effect of intensive treatment of diabetes on the development and progression of long-term complication in insulin-dependent diabetes mellitus. N Engl J Med, 1993, 329:977–86.

[12] Diabetes Control and Complications Trial Research Group. The relationship of glycemic exposure(HbA1c) to the risk of development and progression of retinopathy in the Diabetes Control and Complications Trail.Diabetes, 1995, 44:968–83.

[13] Ryan ME, Carnu O, Kamer A. The influence of diabetes on the periodontal tissues. J Am Dent Assoc, 2003, 134:34S–40.

[14] King P, Peacock I, Donnelly R. The UK prospective diabetes study (UKPDS): clinical and therapeutic implications for type 2 diabetes. Br J Clin Pharm, 1999, 48:643–8.

[15] Stratton IM, Adler AI, Neil HA, et al. Association of glycaemia with macrovascular and microvascular complications of type 2 diabetes (UKPDS 35): prospective observational study. BMJ, 2000, 321:405–12.

[16] Ali MK, Bullard KM, Saaddine JB, et al. Achievement of goals in U.S. diabetes care, 1999–2010. N Engl J Med, 2013, 368:1613–24.

[17] Goldberg RB, Mellies MJ, Sacks FM, et al. Cardiovascular events and their reduction with pravastatin in diabetic and glucose-intolerant myocardial infarction survivors with average cholesterol levels: subgroup analyses in the cholesterol and recurrent events (CARE) trial. Circulation, 1998, 98:2513–9.

[18] Bennett CM, Guo M, Dharmage SC. HbA1c as a screening tool for detection of Type 2 diabetes: a systematic review. Diabet Med, 2007, 24:333–43.

[19] Eke PI, Dye BA, Wei L, et al. Prevalence of periodontitis in adults in the United States: 2009 and 2010. J Dent Res, 2012, 91:914–20.

[20] Miller CS, Foley JD, Bailey AL, et al. Current developments in salivary diagnostics. Biomark Med, 2010, 4:171–89.

[21] Rifai N, Ridker PM. High-sensitivity C-reactive protein: a novel and promising marker of coronary heart disease. Clin Chem, 2001, 47:403–11.

[22] Scully C.Ooral health in America: a report of the sugeon general. J Calif Dent Assoc, 2000, 28:685–95.

[23] Festa A, D'Agostino R, Howard G, et al. Chronic subclinical inflammation as part of the insulin resistance syndrome: the Insulin Resistance Atherosclerosis Study (IRAS). Circulation, 2000,102:42–7.

[24] Ryan ME. Prevalence and risk factors for periodontal disease in people with diabetes// American Diabetes Association,68th Scientific Session, California, 2008.

[25] Kornman KS, Crane A, Wang HY, et al. The interleukin-1 genotype as a severity factor in adult periodontal disease. J Clin Periodontol, 1997, 24:72–7.

[26] Demmer RT, Jacobs DR, Desvarieux M. Periodontal disease and incident type 2 diabetes: results from the First National Health and Nutrition Examination Survey and its epidemiologic follow-up study. Diabetes Care, 2008, 3:1373–9.

[27] Papapanou PN. Periodontal diseases: epidemiology. Ann Periodontol, 1996, 1:1–36.

[28] Cianciola LJ, Park BH, Bruck E, et al. Prevalence of periodontal disease in insulin-dependent diabetes mellitus (juvenile diabetes). J Am Dent Assoc, 1982, 104:653–60.

[29] Shlossman M, Knowler WC, Pettitt DJ, et al. Type 2 diabetes mellitus and periodontal disease. J Am Dent Assoc, 1990, 121:532–6.

[30] Tsai C, Hayes C, Taylor GW. Glycemic control of type 2 diabetes and severe periodontal disease in the US adult population. Community Dent Oral Epidemiol, 2002, 30:182–92.

[31] Salvi GE, Brown CE, Fujihashi K, et al. Inflammatory mediators of the terminal dentition

in adult and early onset periodontitis. J Periodontal Res, 1998, 33:212-25.

[32] Engebretson S, Chertog R, Nichols A, et al. Plasma levels of tumour necrosis factor-α in patients with chronic periodontitis and type 2 diabetes. J Clin Periodontol, 2007, 34:18–24.

[33] Shoelson SE, Lee J, Goldfine AB. Inflammation and insulin resistance. J Clin Invest, 2006, 116(7):1793–801.

[34] Taylor GW, Burt BA, Becker MP, et al. Severe periodontitis and risk for poor glycemic control in patients with non-insulin-dependent diabetes mellitus. J Periodontol, 1996, 67:1085–93.

[35] Thorstensson H, Kuylenstierna J, Hugoson A. Medical status and complications in relation to periodontal disease experience in insulin-dependent diabetics. J Clin Periodontol, 1996, 23:194–202.

[36] Saremi A, Nelson RG, Tulloch-Reid M, et al. Periodontal disease and mortality in type 2 diabetes. Diabetes Care, 2005, 28:27–32.

[37] Shultis WA, Weil EJ, Looker HC, et al. Effect of periodontitis on overt nephropathy and end-stage renal disease in type 2 diabetes. Diabetes Care, 2007, 30(2):306–11.

[38] Williams RC, Mahan CJ. Periodontal disease and diabetes in young adults. J Am Med Assoc, 1960, 172:776–8.

[39] Iwamoto Y, Nishimura F, Nakagawa M, et al. The effect of antimicrobial periodontal treatment on circulating tumor necrosis factor-alpha and glycated hemoglobin level in patients with type 2 diabetes. J Periodontol, 2001, 72:774–8.

[40] Janket SJ, Wightman A, Baird AE, et al. Does periodontal treatment improve glycemic control in diabetic patients? A meta-analysis of intervention studies. J Dent Res, 2005, 84:1154–9.

[41] Corbella S, Francetti L, Taschieri S, et al. Effect of periodontal treatment on glycemic control of patients with diabetes: A systematic review and meta-analysis. J Diabetes Invest, 2013, 4:502–9.

[42] Engebretson S, Kocher T. Evidence that periodontal treatment improves diabetes outcomes: a systematic review and meta-analysis. J Clin Periodontol, 2013, 40:S153–63.

[43] Wang X, Han X, Guo X, et al. The effect of periodontal treatment on hemoglobin A1c levels of

diabetic patients: a systematic review and meta-analysis. PLoS One, 2014, 9:e108412.

[44] Engebretson SP, Hyman LG, Michalowicz BS, et al. The effect of nonsurgical periodontal therapy on hemoglobin A1c levels in persons with type 2 diabetes and chronic periodontitis: a randomized clinical trial. JAMA. 2013, 18, 310:2523–32.

[45] Engebretson SP, Hey-Hadavi J, Celenti R, et al. Low-dose doxycycline treatment reduces glycosylated hemoglobin in patients with type 2 diabetes: a randomized controlled trial. J Dent Res, 2003, 82:1445.

[46] Al-Chazi MN, Ciancio SG. Evaluation of efficacy of administration of subantimicrobial-dose doxycycline in the treatment of generalized adult periodontitis in diabetics . J Dent Res, 2003, 1752a.

[47] Mealey B. Diabetes and periodontal diseases. J Periodontol, 1999, 70:935–49.

[48] Ryan ME. Diagnostic and therapeutic strategies for the management of the diabetic patient. Compend Contin Educ Dent, 2008, 29:32.

动脉粥样硬化性血管病与牙周病   4

Harmony R. Reynolds, Ronald G. Craig

4.1 系统回顾

　　心血管疾病（CVD）是全球的主要死亡原因，每年有超过1700万人因此病而死亡[1]。仅在美国，2013年有超过80万人死于心血管疾病，占年死亡人数的1/3，因此心血管疾病是美国人死亡的主要原因[2-3]。在因心血管疾病死亡的患者中，冠心病患者不足半数，其他的包括脑血管病患者和周围血管病患者，如动脉粥样硬化性血管病（ASVD）等。估计到2030年，全球每年死于ASVD的人数会增至2360万，这意味着，ASVD导致的死亡

H.R. Reynolds, MD(✉)
Leon H. Charney Division of Cardiology, Department of Medicine,
New York University School of Medicine, New York, NY, USA
e-mail: Harmony. Reynolds@nyumc.org

R.G. Craig, DMD, PhD
Department of Basic Sciences and Craniofacial Biology,
New York University College of Dentistry, New York, NY, USA

Department of Periodontology and Implant Dentistry,
New York University College of Dentistry, New York, NY, USA
e-mail: ron.craig@nyu.edu

© Springer-Verlag Berlin Heidelberg 2016
R.G. Craig, A.R. Kamer (eds), *A Clinicain's Guide to Systemic Effects of Periodontal Diseases*, DOI 10.1007/978-3-662-49699-2_4

人数比其他所有种类的癌症导致的合计死亡人数还多[2]。现在我们正在努力通过降低发病风险、提高治疗效果，尽可能地降低 ASVD 的高死亡率。

ASVD 本质上是动脉粥样硬化的过程，是一种复杂的、尚未被完全了解的血管系统疾病。动脉粥样硬化病变会通过斑块破裂或血栓的糜烂，最终引起血管闭塞，导致心肌梗死、卒中或其他病症，甚至死亡。动脉粥样硬化病变一般开始于青少年期,但大多数的心血管疾病事件发生在中老年。因此，为降低心血管疾病的发生风险，应尽早开始实施预防措施，比如，保持健康的饮食、制定锻炼计划、筛选危险因素等。动脉粥样硬化的危险因素包括不可变性因素（基因、年龄、性别、家族史）和可变性因素。一些前瞻性流行病学研究，例如心血管疾病的弗雷明汉（Framingham）风险研究，已经确认了一系列可变的危险因素，主要包括吸烟、血脂异常、高血压、糖尿病、肥胖和缺乏锻炼。这些因素以成倍的方式相互作用，比如一个个体内两种危险因素同时出现时，患病风险大概是一种危险因素的4倍[4]。幸运的是，减少个体的危险因素可以减缓动脉粥样硬化的进展，例如，高胆固醇血症是一种非常强力的危险因素，可以通过使用他汀类药物和管理生活方式来降低其风险，同时这样也可以降低一系列 ASVD 事件的发生率[5]。但是，并不是所有 ASVD 患者都存在传统的危险因素，如在弗雷明汉研究中列出的那些。因为动脉粥样硬化是一种炎症性疾病[6]，且全身系统性炎症程度与 ASVD 进程有关，所以全身系统性炎症也成为 ASVD 的危险因素之一。因此，降低全身系统性炎症水平的方法就成了 ASVD 研究的主要关注点之一。

牙周炎在成年人中高发，它可以引起全身系统性炎症，且与 ASVD 有关。另外，ASVD 和牙周炎也有几种共同的危险因素，包括增龄、吸烟和糖尿病等。为了探索牙周炎是否会增加动脉粥样硬化发生的风险，更重要的是探索牙周治疗是否可以降低 ASVD 的发生风险，本章将从动脉粥样硬化发病机制的讨论开始，随后讨论 ASVD 和牙周炎之间的联系。

本章特别提出以下几个问题：
- ASVD 和牙周炎之间的关联强度有多大？

4 动脉粥样硬化性血管病与牙周病

- 关联的生理学机制是什么？
- 牙周炎是 ASVD 发生的危险因素吗？
- 牙周治疗能降低 ASVD 的发生风险吗？

4.2 动脉粥样硬化，一种炎症性疾病

近来认为，动脉粥样硬化起源于损伤应答，是一种被血管壁内反复愈合、修复过程掩盖的炎症性病变。根据这个观点，作为对损伤的应答，动脉粥样硬化已确认的危险因素大多数都被包含在内[4]。动脉粥样硬化病变的特点是形成粥样斑块，斑块内存在内皮细胞、平滑肌细胞、巨噬细胞和 T 淋巴细胞，每种细胞都在动脉粥样硬化的进程中扮演着不同的角色。我们最感兴趣的是，动脉粥样硬化进展的每一个阶段都会有的炎症表现[7]。

内衬在血管壁上的内皮细胞发挥着几项重要功能，包括调节局部的血流量，对液体和细胞进出血管进行选择性调节等。内皮细胞通过表达 NO（一种血管舒张剂）、内皮素（一种血管收缩剂）及其他血管活性介质来调节血管局部张力。在健康人体内，内皮细胞表面不易形成血栓，以促进血液流动；但是，在受伤或受到一系列促炎介质的刺激时，内皮细胞的表现会发生戏剧性变化。这些促炎因素包括以下内容。

- 促炎因子，包括肿瘤坏死因子 α（TNF-α），白介素 1（IL-1）或 IL-6 等。
- 补体和凝血级联反应中的成分。
- 脂代谢物，如前列腺素等。
- 炎细胞产生的活性氧。
- 细菌或病毒产物，如内毒素等。
- 吸入的烟草成分。

在促炎反应阶段，内皮细胞会被激活，这被认为在局部炎症的发生和调节上起着关键作用。这些反应包括内皮细胞收缩，使内皮细胞下的基底

膜暴露，从而引起液体从体液循环进入周围组织，引起组织水肿。内皮细胞可以表达细胞黏附分子，诱导特异性的先天性和适应性免疫细胞从体液循环聚集到动脉内层。此外，内皮细胞会表达促凝剂，促进血管内血小板的黏附、激活，促进生长因子的释放，以进行组织修复。通常，内皮细胞的这些活动会引起炎症刺激因子迁移和健康血管组织重建；但是，在某些情况下，比如血脂异常，血液流动中血流异常或全身炎症程度增加，会使内皮细胞被不适当地持续激活，这被称为内皮细胞功能障碍。内皮细胞功能障碍是动脉粥样硬化中能被观察到的、细胞最早的变化。

平滑肌细胞从动脉壁中层迁移至内层并增殖，使得动脉粥样硬化持续发展，内层中聚集的平滑肌细胞增殖并表达细胞外基质蛋白，包括Ⅰ型和Ⅲ型胶原，使得内层厚度增加。增厚的内膜层，即新生内膜，是动脉壁对损伤的特征性应答结果。新生内膜的平滑肌细胞与中层内可收缩的平滑肌细胞不同，它们来源于中层细胞的增殖和迁移，能活跃地表达细胞外基质蛋白。因此，在损伤和伤口愈合期间，新生内膜内的平滑肌细胞发挥的功能类似于其他结缔组织细胞，即激活的成纤维细胞。

血脂的积聚是动脉粥样硬化的关键特征。持续的内皮细胞功能障碍会促进胆固醇和胆固醇酯进入新生内膜[8]。胆固醇是细胞膜的重要组成成分，可以经自身合成，也可经食物获取。胆固醇被血清转运蛋白如低密度脂蛋白（LDL）运送至周围组织，再经高密度脂蛋白（HDL）运送至肝脏，代谢为胆汁和其他终末产物。脂蛋白积聚在内层，易发生氧化反应。内膜层积聚的胆固醇沉淀物是内源性促炎因子，且会通过在内皮细胞表层表达细胞黏附分子，进而刺激单核细胞积聚在内膜层[8]。新生内膜内，单核细胞会变成巨噬细胞，摄取细胞外LDL-胆固醇、胆固醇酯和氧化胆固醇的沉积物。但是，被吸收的胆固醇沉积物并不能完全被巨噬细胞降解；巨噬细胞只是脂质的载体，细胞内的脂质会持续将巨噬细胞转化为泡沫细胞。动脉粥样病变中观察到的、最早的组织学变化是巨噬细胞的形成。泡沫细胞是固有的促炎因子，即使是在外源性抗原缺乏时也会发挥作用。另外，单核细胞的积聚和细胞死亡（细胞凋亡）导致了内层局部泡沫细胞、细胞外胆固醇和细胞碎片的积聚。这些小的分泌性损害，被称为脂纹，有可能联合在一起形成粥样斑块；脂纹在工业化国家的青少年中非常多见。目前认为，动脉粥样硬化的危险因素包括固有因素和可变因素，随着时间的推移会相互作用，促进脂纹的形成，进而发展为粥样斑块。

令人感兴趣的是，粥样斑块不是随机分布在动脉干内，而是易于出现在血流被自然阻断或形成湍流的位置，例如动脉分叉处或分支血管的入口。结果，大多数的粥样斑块会按一定的部位顺序形成：腹主动脉后壁、冠状动脉、腘动脉、颈内动脉和颅底的大脑基底动脉环（Willis 环）等[4]。这些部位的血流动力学异常对内皮细胞持续功能障碍起着重要作用，促进了动脉粥样硬化的进程。

巨噬细胞内的胆固醇结晶和未降解的胆固醇可以将胞内的核苷酸结合寡聚化结构域（NOD）样受体和活化的炎症信号通路联系起来，促进炎症发展和（或）细胞凋亡[9]。在动脉粥样硬化进程中，T 淋巴细胞会积聚在病损部位，表达细胞因子，如干扰素 γ 等，诱导初级炎症反应进一步聚集和放大[9]。随着时间的进展，坏死的粥样斑块内部的成分可能会钙化。此外，平滑肌细胞会积聚表达 I 型和 III 型胶原，形成纤维帽，覆盖在粥样斑块血栓的内部，将其与循环的血液隔绝。纤维帽覆盖的完整性取决于细胞内基质蛋白的合成与降解。保持纤维帽的完整性非常重要，因为纤维帽破裂会导致粥样斑块血栓内部富含的血脂暴露在血液循环中，导致血管内凝血，形成血栓。

随着时间的进展，粥样斑块的尺寸会缓慢增大。这是一个非线性过程，有时会突然加速，这与纤维帽破裂导致血栓形成和（或）斑块内出血有关，经常出现在平滑肌细胞进一步增殖和胞内基质沉淀的愈合过程后。与这些事件发生风险相关的粥样斑块被称为不稳定斑块，在这些斑块的周围或"关键部位"，经常可以看到炎症细胞。这些炎症细胞会表达与炎症相关的基质金属蛋白酶（MMP），这些酶可以降解纤维帽内的细胞基质蛋白；但 MMP 过度表达会引起纤维帽糜烂、不稳定甚至可能破裂，从而引起动脉粥样硬化并发症，例如心肌梗死或卒中[10]。动脉狭窄会导致累及器官出现一些症状，例如胸痛（心绞痛）或运动型腿痛（跛行）。当动脉管腔尺寸减小至被增生组织完全充满时，末梢粥样斑块会受到连累，末梢狭窄处会出现组织梗死（坏死）；此外，还有可能出现血栓（栓塞）。末梢血管被血栓闭塞，或动脉壁薄弱，会形成动脉瘤和（或）造成血管破裂[11]。

全身系统性炎症程度的增加与 ASVD 发生风险的增加有密切关联。作为脂质的补充，全身系统性炎症标记物 C 反应蛋白（CRP）的增加也是动脉粥样硬化的危险因素，它在 LDL- 胆固醇水平较低的患者中也能预测发病风险[12]。CRP 主要在肝脏内合成，合成过程受 IL-1 的调节，这也是急性期免疫应答的一部分。急性期免疫应答是机体对感染和创伤的初始反应，一般早于先天性和适应性免疫应答。CRP 可以与暴露在宿主坏死细胞细胞膜上的溶血卵磷脂结合，同时也可以与细菌胞膜上的磷酸胆碱相结合；进而 CRP 会通过补体活化的抗体依赖型经典通路激发补体级联反应，这类似于五聚 IgM 补体的活化。此外，巨噬细胞和中性粒细胞都可以表达与 CRP 结合的受体，促进吞噬作用（调理作用）。补体活化和调理作用对随后发生的炎症应答有聚集和放大作用。令人感兴趣的是，持续治疗将 CRP 水平降至 2mg/L，心血管疾病的发病率和死亡率均会降低[5]。但是，CRP 水平增加是否会导致不稳定斑块所处的关键部位炎症程度增加，或全身系统性 CRP 水平增加是否会放大斑块内的炎症反应甚至造成 ASVD 事件，尚不明确。但可以确定的是，炎症标记物与血管风险密切相关。在基于粥样斑块的 ASVD 中，对全身系统性炎症来源的影响进行检测，例如牙周炎，可能会有助于解答以上问题。

4.3　ASVD 与牙周炎之间的关联强度有多大？

有关 ASVD 和牙周炎之间存在关联的最早报道来自斯堪的纳维亚，1989 年 Mattila 等[13]发现，近期出现过心肌梗死的患者，其口腔疾病的发生风险也会增加，例如龋齿、牙周炎、根尖周病变和冠周炎等。同年，Syrajanen 等[14]也报道近期卒中过的患者比未卒中的患者更易出现口腔健康不良。从1989年开始，越来越多有关ASVD和牙周炎关系的研究被发表。但是，作为一个整体而言，这些研究的结果却并不一致。这可能是因为定义牙周炎和ASVD的标准不同，对两种疾病可变因素的控制不同，两种疾病的研究设计和两者间的影响大小不同。

有学者使用了系统性回顾和荟萃分析等方法，试图去解释这些针对同一问题的不同研究获得的不同结果。或许有关ASVD和牙周炎联系强度最有洞察力的研究就是荟萃分析，这个分析中包含了5项前瞻性队列研究、5项横断面研究和5项病例对照研究。在前瞻性队列研究的荟萃分析中，共计包含超过86000例患者，与未患牙周炎的个体相比，患牙周炎的个体发生一系列心血管疾病的风险高出1.14倍（95%CI 1.07~1.21，$P<0.001$）。横断面研究的荟萃分析包含超过17 000例患者，与未患牙周炎的个体相比，患慢性牙周炎的个体发生一系列心血管疾病的风险高出1.59倍（95%CI 1.14~1.21，$P<0.001$）。5项病例对照研究的荟萃分析包含1400余例患者，与未患牙周炎的个体相比，患牙周炎的个体发生一系列心血管疾病的风险更高（95%CI 1.59~3.11，$P<0.001$）[15]。由美国心脏病协会赞助的随访分析研究，回顾了ASVD和牙周炎关系的研究结果，得出结论：两种疾病之间存在相关性；但与已知的混淆因素如吸烟等相互独立，且数据之间不支持因果关系[16]。美国预防服务专责小组也开展了系统性回顾和荟萃分析研究，得出相似的结论：牙周病与冠心病有关，但与传统的危险因素相互独立。95%CI在1.24~1.34范围内的风险程度取决于牙周炎类型，与性别引起的风险程度相似[17]。综上所述，这些研究都显示，ASVD与牙周炎具有一定的相关性，但是相关强度似乎处于中度，发病风险大概会增加1.14~2.2倍。

4.4 关联的生物学机制是什么？

几种有关两种疾病之间关联的机制现已被提出，下面将简单讨论众多机制中的3种：感染、分子拟态和炎症。值得注意的是，这些被提出的机制中，许多机制并不是相互独立的，很有可能几种机制在两种疾病的联系中同时存在。

4.5 感　染

最早观察到的口腔疾病与心脏病间的关联，就是口腔感染可以造成细菌性心内膜炎。在20世纪早期，这个观察结果被扩展为病灶感染理论，即口腔疾病来源的脓毒血症可以造成多种全身疾病，包括细菌性心内膜炎和ASVD等，这些口腔疾病病灶包括牙周炎、根尖周病变和不良的口腔修复体。结果，此理论导致大量牙齿被拔除，其中包括许多并不需要被拔除的牙。因为缺少科学证据，这个理论在20世纪中期被摈弃了。但是，上述来自1989年斯堪的纳维亚关于牙周炎与ASVD关系的报道，使口腔细菌与系统性疾病相关的理念再度复活。值得注意的是，在消化系统内，牙齿为生物膜形成提供了一个特殊的非脱落性结构区域，造成大量的微生物定植在口腔中。据估计，口腔生物膜内包含700多种细菌，到目前为止我们仅识别出了大概一半的菌种[18]。如本书第2章所述，牙周龈下部位的细菌，在牙周健康时计数为10^3级，牙周炎时计数高达10^8级。此外，据估计，牙周袋内与细菌生物膜接触的全部上皮表面区域有8~20cm[2]，这取决于个体牙周炎的严重程度和涉及的牙齿数量。因为牙周袋内的上皮表面经常发生溃烂，因此可以认为，牙周炎就是在非常接近血液循环的地方，放置了一个大的、有害的细菌生物膜。据观察，牙周细菌可经日常行为如咀嚼、口腔手术等进入循环系统，其中一些一过性细菌会被体内的固有免疫系统清除；但是也存在着细菌及其产物经循环扩散至远隔部位如粥样斑块，进而促进动脉粥样硬化的可能。

有许多研究报道称，口腔细菌可以进入体液循环并定植在远隔部位。牙龈卟啉单胞菌是一种与牙周炎发生和进展有关的革兰阴性厌氧菌，可以黏附侵袭多种细胞，包括内皮细胞。已经从粥样斑块中分离出了牙龈卟啉单胞菌胞壁的成分（如内毒素）和完整有活性的牙龈卟啉单胞菌，以及其他与牙周炎有关的细菌如福赛坦氏菌、伴放线聚集杆菌[19]。但是，ASVD和微生物间的联系并不局限于口腔细菌，在粥样斑块中还发现了幽门螺杆菌、衣原体和多种病毒（包括巨细胞病毒和甲型肝炎病毒），它们的存在被认为是 ASVD 的促发因素。AZACS、WIZARD、ACADEMIC 3 项临床试验观察了动脉壁和粥样斑块内的非口腔细菌，试验中将长期应用抗生素作为冠心病的预防措施；在这 3 项试验中，抗生素疗法在第 6、14 或 24 个月时都没有作用（在参考文献 [20] 中进行了回顾）。最近，一项包含了 11 项临床试验，纳入 19 000 余例受试者的荟萃分析指出，长期的抗生素治疗对死亡率、心肌梗死或与心肌梗死有关的不稳定型心绞痛均无作用[21]。值得注意的是，因为牙周病原菌定居在牙周袋内的生物膜里，不在宿主组织内，所以抗生素可能对减少口腔细菌负载没有太大作用。

4.6 分子拟态

牙周炎和 ASVD 关联的第二种可能的机制是分子拟态。当免疫系统对病原菌的抗原结构（表位）及宿主细胞的表位产生交叉反应时，就会出现分子拟态或免疫交叉反应。此时，因为交叉反应表位的作用，免疫反应的目标就变成了病原菌和宿主细胞；同时，在免疫细胞激活过程中，因机体消除所产生的自身反应性 T 细胞和 B 细胞的机制不够精确，就发生了所谓分子拟态。例如，ASVD 近期发病的患者，发现其体内牙龈卟啉单胞菌、伴放线聚集杆菌、福赛坦氏菌的总负载也较重[22]。同时，这些患者体内针对人热休克蛋白 60 的血清抗体水平也会升高，此蛋白是宿主细胞在损伤或代谢压力下表达的几种主要蛋白之一。在内皮细胞功能障碍时，内皮细胞会也表达人热休克蛋白 60。令人感兴趣的是，人热休克蛋白 60 与 GroEl 有相同的抗原表位，而 GroEl 是牙龈卟啉单胞菌和其他细菌产生的一种蛋白质，因此发生在对细菌 GroEl 的适应性免疫反应的同时，可能会对人热休克蛋白 60 产生交叉反应。交叉反应型的免疫应答会造成内层的持续受损，促发内皮细胞功能障碍，进而促进动脉粥样硬化进程[23]。

4.7 炎 症

中至重度的牙周炎引起的全身系统性炎症被认为是 ASVD 与牙周病关联的又一种生物学机制。此机制尤为引人注目，因为动脉粥样硬化和牙周炎的发病机制中都包括炎症成分。在中至重度牙周炎中，局部牙周组织产生的促炎因子（包括 TNF-α、IL-1 和 IL-6 等）全身水平的升高，可以引起急性期应答。同时，升高的 CRP、纤维蛋白原、血糖、白细胞计数、总胆固醇、三酰甘油、LDL，及降低的 HDL 也是急性期应答的所有组分，是 ASVD 可能的危险因素。虽然有些报道间存在相当大的差异，但这些反应在中至重度的牙周炎患者身上均有表现。如先前所述，CRP 的特异性升高是 ASVD 的危险因素。但是，因为全身系统性炎症来源广泛，且迄今为止的特异性炎症标记物中，没有一个是牙周炎的特异性标志，因此，试图将两者通过全身系统性炎症程度的增加联系起来会比较复杂，需要控制一系列混淆因素的干扰。此外，因为两种疾病的联系强度为中度，牙周干预研究也变得比较复杂，难以明确证实，中至重度牙周炎引起的全身炎症程度增加是否会直接导致 ASVD 或 ASVD 事件。

4.8 牙周炎是 ASVD 的危险因素吗？

牙周炎和 ASVD 间存在相关性是比较明确的，但因关联强度仅为中度，所以不能确定这种关系是否为因果关系。当然，存在因果关系的可能性是比较高的，因为牙周病可以引起全身系统性炎症，全身系统性炎症会极大

4 动脉粥样硬化性血管病与牙周病

地增加 ASVD 的患病风险。牙周病可能与动脉粥样硬化和（或）该疾病的启动有关。为了完善 ASVD 的风险评估体系，一项系统性回顾评估了大多数世界上较为公认的 ASVD 危险因素及因心血管疾病死亡的患者。这项回顾性研究发现，尽管牙周炎是心血管疾病中等程度的危险因素，但却是独立作用因子[16]。不幸的是，因为混淆因素存在，获得数据的可信度是有限的，因此，虽然两种疾病有相同的危险因素，但并不能证明两者存在因果关系[20]。有证据显示牙周炎是 ASVD 的危险因素，但无证据证明牙周炎可以直接导致 ASVD 事件，这引发了一个具有重要临床意义的问题：牙周治疗可以减少 ASVD 事件的发生吗？

4.9 牙周治疗可以降低 ASVD 事件的发生风险吗？

ASVD 死亡率在世界人群中产生的巨大影响，促使人们努力寻找降低 ASVD 发生风险的方法。牙周病可以被治疗且与 ASVD 相关的事实提示，牙周病是 ASVD 的一个可变危险因素。过去 10 年间，学者们进行了大量的牙周干预研究，但截至目前尚无报道发现，牙周治疗可以降低 ASVD 事件的发病率或死亡率这个"硬性"的终极目标。但迄今为止，相当多的牙周干预试验报道称，牙周治疗具有次一等的效果，如对 ASVD 危险因素及"替代性"终极目标的影响。对牙周干预试验进行评估会比较复杂，因为报道的结果、研究设计、受试者群体和随访持续时间（通常不会超过 6~12 个月）之间存在巨大的差异。另外一个挑战是如何从伦理学出发为干预试验设计对照组（不予治疗）。考虑到这些难题，近来有 3 组系统性回顾和荟萃分析试图解决牙周治疗是否可以改善 ASVD 的发生风险这个问题，阶段性的结果似乎与血管系统的健康有关[24-26]。下文将简单总结这些研究结果。

该研究使用测量颈总动脉内膜中层厚度（CIMT）和内皮细胞功能障碍的方法，作为替代性指标来判断动脉粥样硬化的进展程度。在这些测量方法中，每一个都可以预估未来 ASVD 事件的发病率。2007 年，Tonetti 发表了包含 121 例患者的临床随机对照试验的结果，此试验对比了龈上洁治与侵袭性牙周炎治疗，包括拔除无保留价值的牙齿、进行龈下刮治和根面平整、局部使用抗生素后的治疗效果。6 个月后，临床测量治疗组和对照组的内皮细胞功能，发现血流介导的血管舒张功能出现了 2.0% 的差异（95%CI 1.2~2.8，$P<0.001$）[27]；在其他中至重度牙周炎患者中，也观察到了这种牙周治疗对内皮细胞功能障碍的影响。3 项荟萃分析研究包含了 71 例受试者，发现牙周治疗后，血流介导的血管舒张功能会改善 6.64%（95%CI 2.83~10.44，$P=0.011$）[26]。一项试验报道了牙周治疗对 CIMT 的影响，发现进行牙周干预 6~12 个月后，CIMT 会减小，但是在测量误差内，在相当短的 1 年内，在小样本范围内，这样的减小程度属于中等[28]。尽管如此，这些研究引发了一些有趣的问题，就是在中至重度牙周炎患者中，牙周治疗影响血管健康的阶段性测量结果的可能性。

传统观点认为，ASVD 的可变危险因素包括血脂、高血压、糖尿病、全身系统性炎症、肥胖和吸烟等。Teeuw 等[25] 进行的系统性回顾研究和荟萃分析包含 25 项试验，涉及 1748 例受试者。研究发现，牙周治疗 12 个月后，治疗会改善 hsCRP、HbA_{1C}、IL-6、TNF-α 的水平，对纤维蛋白原的影响有统计学意义，但对总胆固醇和 HDL 胆固醇影响较小。这些影响对那些同时患几种疾病的受试者来说是有益的，比如原先就存在的冠状动脉疾病、糖代谢异常（如糖尿病或代谢综合征），或两者兼有的患者。其他危险因素包括肥胖或吸烟，不利于牙周治疗的效果。但是，应该强调的是，个体研究结果中存在的大量异质性差异，限制了在牙周治疗降低 ASVD 危险因素作用方面的判定。

结 论

基于目前大量的研究结果，ASVD 与中至重度的牙周炎之间，即使控制了已知的包括吸烟在内的混淆因素，两者间仍存在相关性。现已提出几种与这种联系有关的重要生物学机制，其中，中至重度牙周炎引起的全身系统性炎症程度的增加是所有机制中最引人关注的。对中至重度牙周炎患者进行有效的牙周治疗，可以降低全身炎症程度及其他几种急性期应答成分的水平，最显著的是 hsCRP 的水平。但最重要的是，迄今为止，没有牙周干预试验有效检测到牙周治疗对"硬性"的终点事件（如 ASVD 事件或死亡率）的影响。

撇开牙周干预试验面临的困难不说，动脉粥样硬化和牙周炎都是炎症性疾病，需要经过长期发展后才会造成显著的临床损害。进行牙周治疗是否会改变动脉粥样硬化发生的时间，尚无定论；因为随着时间的推移，牙周病的临床表现可能已经很明显了，但动脉粥样硬化却像刚开始发生。因此，让牙周病患者意识到自己患心血管疾病的风险会升高，并鼓励他们进行 ASVD 筛查是非常重要的。牙周治疗有望阻止动脉粥样斑块的破裂，但这有待更加精确的试验来证实。有假设提出或许可以早期开始牙周治疗，以取得最好的潜在治疗效果。此外，全身系统性炎症的其他几种来源也与 ASVD 的发生风险有关，包括肥胖、糖尿病和吸烟。干预试验中，它们的存在会干扰由牙周治疗引起的全身系统性炎症程度下降的水平；因此，牙周治疗完全有可能不会绝对降低中至重度牙周炎患者的 ASVD 发生风险。但是，因为牙周炎可以被治疗，这对提高生活质量有益，且它是全身系统性炎症的可逆性来源，因此在治疗 ASVD 患者时，需考虑牙周炎对整体 ASVD 发生风险的促进作用。

参考文献

[1] Roth GA, Forouzanfar MH, Moran AE, et al. Demographic and epidemiologic drivers of global cardiovascular mortality. N Engl J Med, 2015, 372(14):1333–41.

[2] Mozaffarian D, Benjamin EJ, Go AS, et al, on behalf of the American Heart Association Statistics Committee and Stroke Statistics Subcommittee. Heart disease and stroke statistics--2015 update: a report from the American Heart Association. Circulation, 2015, 131(4):434–41.

[3] GBD 2013 Morality and Causes of Death Collaborators. Global , regional and national age-sex specific all-cause and cause-specific morality for 240 causes of death, 1999–2013: a systematic analysis for the Global .Burden of Disease Study 2013. Lancet, 2015, 385:117–71.

[4] Mitchell RN. Blood vessels//Kumar V, Abbas AK, Aster JC. Robbin and cotran pathologic basis of disease. Philadelphia: Elsevier/Saunders, 2015, 483–522.

[5] Ridker PM, Cannon CP, Morrow D, et al. C-reactive protein levels and outcomes after statin therapy. N Engl J Med, 2005, 352(1):20–8.

[6] Ross R. Atherosclerosis-an inflammatory disease. N Engl J Med, 1999, 340(2):115.

[7] Libby P. Inflammation in atherosclerosis. Arterioscler Thromb Vasc Biol, 2012, 32(9):2045–51.

[8] Grebe A, Latz E. Cholesterol crystals and inflammation. Curr Rheumatol Rep, 2013, 15(3):313–20.

[9] Witztum JL, Lichtman AH. The influence of innate and adaptive immune responses on atherosclerosis. Annu Rev Pathol, 2014, 9:73–102.

[10] Finn AV, Kolodgie FD, Virmani R. Correlation between carotid intimal/medial thickness and atherosclerosis: a point of view from pathology. Arterioscler Thromb Vasc Biol, 2010, 30(2):177–81.

[11] Finn AV, Nakano M, Narula J, et al. Concept of vulnerable/unstable plaque. Arterioscler Thromb Vasc Biol, 2010, 30(7):1282–92.

[12] Ridker PM. C-reactive protein: eighty years from discovery to emergence as a major risk marker for cardiovascular disease. Clin Chem. 2009, 55

[13] Mattila KJ, Nieminen MS, Valtonen VV, et al. Association between dental health and acute myocardial infarction. BMJ. 1989, 298(6676):779–81.

[14] Syrjanen J, Peltola J, Valtonen V, et al. Dental infections in association with cerebral infarction in young and middle-aged men.J Intern Med, 1989, 225(3):179–84.

[15] Bahekar AA, Singh S, Saha S, et al. The prevalence and incidence of coronary heart disease is significantly increased in periodontitis: a meta-analysis. Am Heart J, 2007, 154(5): 830–7.

[16] Friedewald VE, Kornman KS, Beck JD, et al. The American Journal of Cardiology and Journal of Periodontology Editors' Consensus: periodontitis and atherosclerotic

cardiovascular disease. Am J Cardiol, 2009, 104(1):59–68.

[17] Humphrey LL, Fu R, Buckley DI, et al. Periodontal disease and coronary heart disease incidence: a systematic review and meta-analysis. J Gen Intern Med. 2008, 23(12):2079–86.

[18] Aas JA, Paster BJ, Stokes LN, et al. Defining the normal bacterial flora of the oral cavity.J Clin Microbiol, 2005, 43(11):5721–32.

[19] Haraszthy Zambon JJ, Trevisan M, Zeid M, et al. Identification of periodontal pathogens in atheromatous plaques. J Periodontol, 2000, 71(10):1554–60.

[20] Lockhart PB, Bolger AF, Papapanou PN, et al. Periodontal disease and atherosclerotic vascular disease: does the evidence support an independent association?: a scientific statement from the American Heart Association. Circulation, 2012, 125(20):2520–44.

[21] Andrews R, Berger JS, Brown DL. Effects of antibiotic therapy on outcome of patients with coronary artery disease: a meta-analysis of randomized controlled trials. JAMA, 2005, 293;2641–7.

[22] Leishman SJ, Ford PJ, Do HL, et al. Periodontal pathogen load and increased antibody response to heat shock protein 60 in patients with cardiovascular disease. J Clin Periodontol, 2012, 39(10):923–30.

[23] Cullinan MP, Seymour GJ. Periodontal disease and systemic illness: will the evidence ever be enough? Periodontol 2000, 2013, 62(1):271–86.

[24] D'Aiuto F, Orlandi M, Gunsolley JC. Evidence that periodontal treatment improves biomarkers and CVD outcomes. J Periodontol, 2013, 84(4 Suppl):S85–S105.

[25] Teeuw WJ, Slot DE, Susanto H, et al. Treatment of periodontitis improves the atherosclerotic profile: a systematic review and meta-analysis. J Clin Periodontol, 2014, 41(1):70–9.

[26] Orlandi M, Suvan J, Petrie A, et al. Association between periodontal disease and its treatment: a systematic review and meta-analysis. Atherosclerosis, 2014, 236(1):39–46.

[27] Tonetti MS, D'Aiuto F, Nibali L, et al. Treatment of periodontitis and endothelial function. N Engl J Med, 2007, 1;356(9):911–20.

[28] Piconi S, Trabattoni D, Luraghi C, et al. Treatment of periodontal disease results in improvements in endothelial dysfunction and reduction of the carotid intima-media thickness.FASEB J, 2009, 23(4):1196–204.

5 牙周病与慢性肾脏病间的相互作用

Ronald G. Craig, Peter Kotanko

5.1 引言

对口腔护理而言，每年慢性肾脏病（CKD）患者，包括那些进行肾脏替代治疗的终末期肾脏病患者（ESRD）的数量都在增加。这种增长一部分是因为2型糖尿病患病率增加和工业化国家人口老龄化加剧；但是，肾替代技术的发展极大增加了ESRD患者的生存预期，因此患病人数不断增加。此外，除了在口腔科就诊的CKD患者数量有所增长外，近年来的研究显示，牙周炎可能会影响CKD患者的临床治疗效果。在CKD患者和普通人群中，不良的预后（如死亡）与全身系统性炎症程度的增加有关，这

R.G. Craig, DMD, PhD(✉)
Department of Basic Sciences and Craniofacial Biology,
New York University College of Dentistry, New York, NY, USA

Department of Periodontology and Implant Dentistry,
New York University College ofDentistry, New York, NY, USA
e-mail: ron.craig@nyu.edu

P. Kotanko, MD
Private Corporation, Renal Research Institute, New York, NY, USA
e-mail: Peter.Kotanko@RRINY.COM

© Springer-Verlag Berlin Heidelberg 2016
R.G. Craig, A.R. Kamer (eds), *A Clinicain's Guide to Systemic Effects of Periodontal Diseases*, DOI 10.1007/978-3-662-49699-2_5

5 牙周病与慢性肾脏病间的相互作用

使得降低全身系统性炎症水平成为 CKD 治疗的关注点[1-2]。例如，对那些接受血液透析治疗的患者而言，全身系统性炎症水平的增加与动脉粥样硬化的并发症（包括心肌梗死和卒中等）密切关联，这些并发症是此类人群最常见的死亡原因[3]。

在普通人群中，大量研究报道称，中至重度牙周炎可以促发全身系统性炎症，并且牙周炎与动脉粥样硬化并发症（包括心肌梗死和卒中）有关[4-5]（见本书第 4 章）。这种相关尤为特别，因为几项研究均显示，与普通人群相比，牙周炎更易发生或加重于接受血液透析治疗的患者中[6]。此外，干预研究显示，治疗侵袭性牙周炎可能会降低全身系统性炎症水平，减少内皮细胞功能障碍，降低包括动脉粥样硬化、糖尿病在内的几种慢性疾病共同的早期血管事件，以及降低可能会出现的慢性肾脏病的一些并发症的发生风险[1-2]。目前，牙周检查通常并不作为 CKD 患者医疗评估的一部分。但既然牙周炎可以较容易地通过治疗而改善，而对一些 CKD 患者而言，牙周炎又可能是一个潜在有害的全身系统性炎症的来源[7]，那么就意味着未来，牙周检查和适当的牙周治疗可能会成为此类人群治疗方案的重点内容之一。

鉴于 CKD 治疗在医学上的复杂性，尤其是那些正在进行肾脏替代治疗的患者，预计口腔医生未来可能会加入治疗此类患者的队伍，加入他们的卫生保健方案中，因此，本章将对 CKD 和肾脏替代治疗进行系统性回顾，总结有关全身系统性炎症程度的加重、慢性肾脏病和牙周炎之间相关性的研究，对 CKD 患者的口腔治疗提供建议和指导。

5.2 CKD 进程和肾脏替代治疗

肾脏在体内发挥着多种必不可少的作用，包括：
- 分解和排出代谢终产物，如尿素
- 调节血流速度和电解质浓度
- 分泌促红细胞生成素，辅助调节骨髓腔红细胞的生成

● 通过将维生素 D3 羟基化为活性的或失活的代谢产物来调节钙稳态[8]

因此，对 ESRD 患者而言，肾脏功能的丧失会造成一系列临床治疗难题。

肾脏的部分功能可由测定肾小球滤过率（GFR）来评估。正常成年人 GFR 的变化范围是 100~200ml/（min·1.73m²）。随着肾小球或肾间质疾病的进展，肾脏功能衰退，正常可由肾脏清除的大量有毒成分会在体内堆积，形成尿毒症[9]。此外，血液中电解质浓度也会受到干扰，引起高磷血症、酸碱平衡失调（代谢性酸中毒）、钠滞留（高钾血症）、血液体积增加（高血压）、贫血和肾性骨营养不良等病变。在 CKD 的早期阶段，余留的肾小球可通过增生肥大和增加滤过率来补偿肾脏的滤过功能。如果 CKD 被早期检测发现，则可以采取额外的干预措施（如改变饮食、使用磷结合物、给予 1,25-二羟基化维生素 D3、人重组促红细胞生成素和抗高血压药）进行治疗。但是，一旦 GFR 降至 10~20ml/（min·1.73m²）以下，血尿素氮水平增至 100~150mg/dl 以上，肾脏补偿机制就会失效，导致 ESRD 的发生，肾脏替代治疗就成为维持生命所必须采用的疗法[8]。

造成 ESRD 最普遍的原因是伴随高血压的糖尿病及肾小球肾炎，囊性肾病也是主要的促进因素。值得注意的是，接受肾脏透析治疗的患者中，44% 的人都患有 2 型糖尿病。2012 年，美国报道了 114 813 例新发的 ESRD 病例，截至 2012 年 12 月底，共有 636 905 例患者正在积极进行治疗[10]。从 20 世纪 80 年代到 2010 年，ESRD 的发生率一直在持续增加，同时也造成了 2 型糖尿病发病率的增加（图 5.1）。2009 和 2010 年 ESRD 的发病率小于 2012 年的发病率，这有望成为美国 ESRD 发病率降低的信号[10]。

在没有发明肾脏透析、腹膜透析或肾移植的肾脏替代治疗方法时，ESRD 是一种致死性疾病[8]。迄今为止，在肾脏替代治疗中，肾脏血液透析使用最为广泛（图 5.2）。如图 5.3 所示，通过手术在前臂制造动静脉瘘，从而获得进入患者循环系统的途径；然后患者的血液会经瘘管进入血液透析机；在透析机内，通过扩散，透析膜会使血液中的低分子量物质通过，

5 牙周病与慢性肾脏病间的相互作用

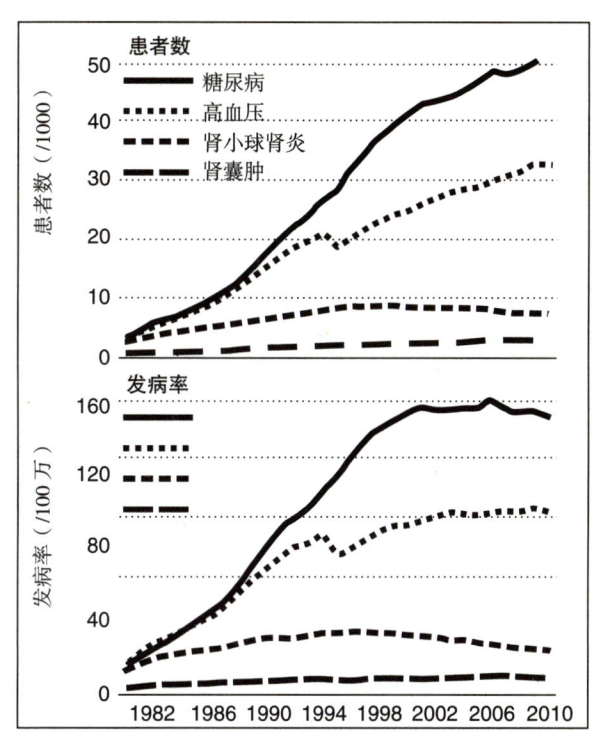

图 5.1 每年诊断为终末期肾脏病的患者数和校正发病率（美国肾脏病数据系统）

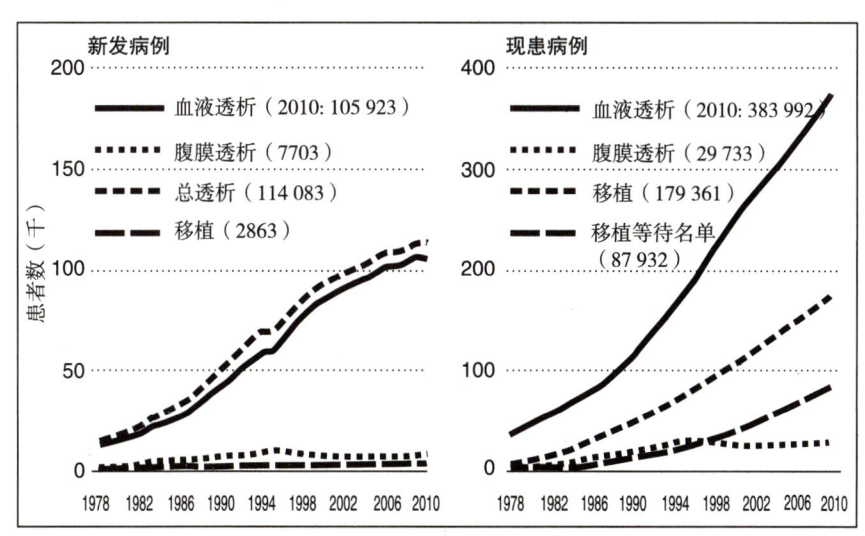

图 5.2 血液透析是肾脏替代治疗最主要的形式。截至 2010 年 12 月 31 日，接受肾脏替代治疗的新发病例及现患病例（美国肾脏病数据系统）

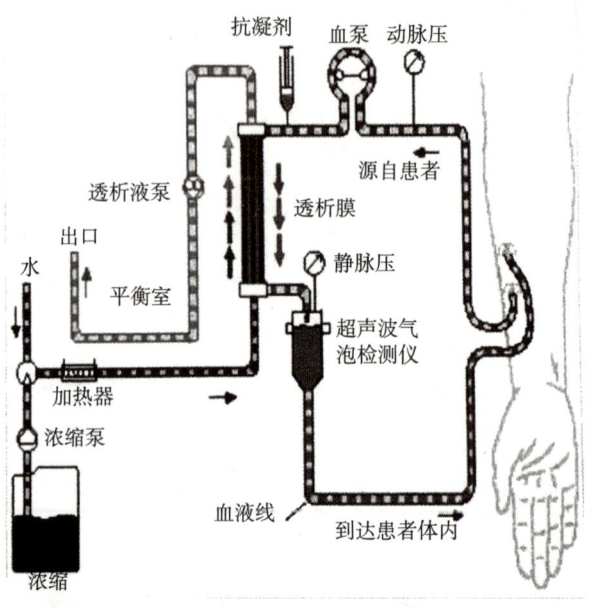

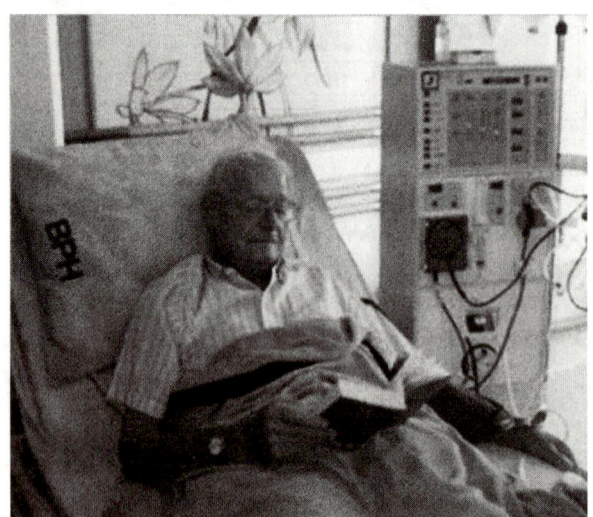

图 5.3 血液透析循环及临床血液透析的典型阶段

而将大量的 pH 和电解质平衡的透析液挡在膜外。每个透析的典型节段需要 120~150L 透析液，透析时需要应用肝素来抑制血液凝固。透析过的血液输回患者体内，透析完成（图 5.3）。一次肾脏透析至少需要 3~5h，有

5 牙周病与慢性肾脏病间的相互作用

些特殊患者每周需要透析 3 次。

与血液透析相比，腹膜透析是使用患者的腹膜对血中的尿素和其他小分子量物质进行透析。通过手术植入导管建立进入腹腔的通路，无菌透析液通过导管被注入和清除。一次腹膜透析需要使用自动化机器（可自动维持腹膜透析循环）进行一整天（持续流动透析）或一整晚。对患者而言，腹膜透析最大的优点是可以在家中进行，不需要前往有透析机的专业机构。但是，腹膜透析增加了腹膜感染的风险，而腹膜感染较难控制。必须谨记，不管是肾脏血液透析还是腹膜透析，清除率大约仅是健康肾脏对代谢终产物清除率的 10%。因此，透析患者仍会处在慢性肾衰竭进展阶段，并最终发展为尿毒症。

能提供更好肾功能的治疗方法是肾移植。肾移植的成功率取决于患者和捐赠者 ABO 血型及人类白细胞抗原（HLA）复合体的匹配程度。获得理想的 HLA 复合体匹配几乎是不可能的，因为肾脏捐赠者和患者恰好是同卵双生的概率非常低；因此，需要借助免疫抑制方法来阻止移植物发生排斥反应[8]。皮质类固醇、抑制 IL-2 分泌的钙调磷酸酶抑制剂（如环孢素 A 或他克莫司）及淋巴细胞增殖抑制剂（如硫唑嘌呤或吗替麦考酚酯，CellCept®，Hoffmann-La Roche Inc.，Nutley，NJ），联合起来可以抑制免疫反应。据报道，来自尸体的肾源 1 年存活率为 83%，5 年存活率为 65%；若是活体肾源，每阶段的存活率会升高 10%~15%[11]。肾移植的缺点主要包括需要持续抑制免疫反应，这样会造成机体感染的概率升高；随着移植年龄的增长和高血压的发生，肾功能会下降[8]。

5.3 CKD 患者的不良预后与全身系统性炎症有关

与普通人群相比，进行肾脏血液透析的 ESRD 患者死亡率越来越高，尤其是在较年轻的群体中。2012 年，美国肾脏数据系统报道，血液透析患者年死亡率为 22.3%，比相同年龄接受其他药物治疗的人群死亡率高

6.1~7.8 倍（图 5.4）。心血管疾病是继感染和卒中后，死亡的最常见原因 [10]。在肾脏血液透析患者中，高死亡率与全身炎症程度的增加有关，因为 C 反应蛋白（CRP）作为一种急性期蛋白和全身系统性炎症标记物，是心脏和所有原因死亡的主要危险因素 [12-14]。在普通人群中，CRP 与其他急性期蛋白一样，被认为是动脉粥样硬化并发症的一种主要危险因素 [15]，与更多传统的动脉粥样硬化危险因素（如血清脂蛋白等）一起被作为心血管事件的预测因子 [16]。如本书第 2 章和第 4 章所述，中至重度的牙周炎可以增加全身系统性炎症水平，有效的牙周治疗可以降低炎症标记物（如 CRP）的水平，也可以降低与动脉粥样硬化有关的包括内皮细胞功能障碍和颈动脉内膜中层厚度变化等早期事件的发生风险。

5.4　CKD 人群的牙周炎更普遍、更严重

牙周炎是全身系统性炎症的潜在病源，同时有报道称，全球 CKD 患者牙周炎的发病率和严重程度会增加，尤其是肾脏血液透析患者。中国台湾一项包含 128 例成年血液透析患者的研究，报道此类患者牙周炎的发

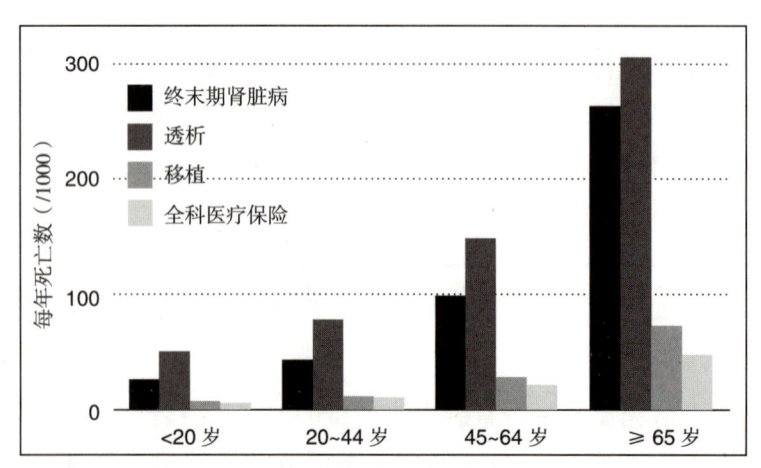

图 5.4　血液透析人群的死亡率不成比例。美国终末期肾脏病和普通人群经过年龄校正后的所有原因引起的死亡率（美国肾脏病数据系统）

病率有所升高，进行牙周治疗的需求也有所升高[17]。中国台湾另一项包含253例血液透析患者的研究发现，与中国台湾民众的牙周病数据相比，此类患者牙周炎患病风险和严重程度皆有增加。经过统计学的多因素分析排除了混淆因素后，此类人群中牙周炎最好的预测因子为增龄、糖尿病的存在、吸烟及透析时间。研究显示，血清白蛋白的降低也与牙周炎有关，这意味着牙周炎与营养不良和蛋白能量消耗有关，因此成为此人群不良结局的主要预测因子[18]。波兰的一项横断面研究发现，在健康组、早期CKD组、CKD-腹膜透析组、CKD-血液透析组这4组数据中，牙周炎发病率和严重程度逐步增加，显示慢性尿毒症可能会促进牙周炎的发生与发展[19]。巴西一项研究中，将患者分为健康组、透析前组和透析组3组，结果发现透析组的牙周炎发病率和严重程度较其他两组有所增加[20]。瑞典的一项横断面研究中，检查了68例透析前患者、19例腹膜透析患者和15例血液透析患者，所有资料都进行了年龄和性别的均衡配对，最终报道，尿毒症患者比对照组发生的口腔疾病更多，比如龋齿数、缺牙数或龋补数，牙周和根尖周疾病等。这些结果暗示CKD患者在进展至需要血液透析之前，口腔病变可能已经发生[21]。影像学检查检测牙槽骨的吸收程度，常作为一种既往牙周炎活动性的累积测量方法。来自美国[22]和中国[23]的研究都发现，血液透析患者的牙槽骨吸收量比CKD透析前患者或健康对照组患者的吸收量多。

如果真如上述报道所示，与普通人群相比，血液透析患者的牙周炎更普遍且更严重，那么造成这一结果的可能机制是什么呢？所有的研究里都报道了血液透析患者体内，与牙周炎发生与发展相关的因素水平的升高包括菌斑[18,24-28]、结石[18,24,26,28]和牙龈炎[24,26,28-29]。可能是因为每周2次，每次3~5h的透析程序和精神压力，降低了患者寻求口腔健康治疗和保持口腔健康的意愿。相应地，数项研究都报道，血液透析患者接受口腔保健服务的频率在降低[24,26-27,29]。在血液透析期间会使用抗凝剂（如肝素），可以诱发牙龈出血，进而促进龈下革兰阴性牙周病原菌的定植，提高牙龈炎的发生风险[19]。研究中也提到，血液透析患者中高发的糖尿病，以及普通人群中糖尿病和牙周炎的密切联系[30]。此外，血液透析患者还会出现营养不良，如严重的维生素 C 缺乏和几种必需氨基酸的缺乏[31]。

既然与血液透析前 CKD 组和非 CKD 组相比，血液透析患者透析持续期间牙龈炎和牙周炎的发病率有所增加[19-21]，这就提示尿毒症继发的免疫系统功能障碍可能是血液透析组牙周炎发病率和严重程度增加的原因[32]。据报道，血液透析会造成患者体内先天性和适应性免疫力缺陷[33-36]，因此在尿毒症期间，患者对牙周炎相关的革兰阴性菌的免疫防御反应会受损，由此可能造成此人群牙周炎发病率和严重程度的增加。

5.5　牙周炎作为 CKD 的危险因素与不良 ESRD 结局的相关性

在 CKD 患者中，牙周炎的发病率及严重程度更高；同时多项研究也显示，牙周炎是 CKD 的危险因素之一。一项有关印第安皮玛族人长达 22 年的研究发现，与牙周健康或轻度牙周炎的患者相比，中度或重度牙周炎或因牙周炎导致无牙颌的患者发生 ESRD 的风险分别高 2.3、3.5 和 4.9 倍[37]。第 3 次美国营养和健康调查的一系列回顾性分析发现，牙周炎是 CKD 的一种危险因素，可以加速 CKD 的进展[38-40]。动脉粥样硬化社区研究中的一项纳入 5537 例患者的横断面研究，也发现重度牙周炎患者比牙周健康患者发生肾功能障碍的风险高 2 倍[41]。但是，牙周炎、CKD 及 ESRD 有几个共同的危险因素，包括增龄、吸烟和肥胖等，这就引出了一个问题：是牙周炎患者的炎症促发了 CKD 还是两种疾病仅仅是因为混淆因素被联系在了一起？中国台湾的一项队列研究试图去解答这个问题。他们使用了中国台湾人民健康保险的数据，其中 35 496 例患者经历过牙周手术治疗，141 824 例患者没有牙周手术史，且研究开始时两组都没有任何 ESRD 的保险索赔数据。追踪结果显示，1997—2009 年，牙周治疗组患者 ESRD 的报道率比未接受治疗组患者低 37%，提示牙周治疗可能会降低 ESRD 的发生风险[42]。

5 牙周病与慢性肾脏病间的相互作用

多项研究都报道，牙周炎与 ESRD 人群包括死亡在内的不良结局有关。此外，附加研究还显示，有效的牙周治疗可以降低不良结局的发生风险。中国台湾报道了一项包含 253 例血液透析患者为期 6 年的纵向研究，这些患者在研究开始时都进行了牙周检查，结果牙周健康或轻度牙周炎患者死亡率为 24%，中度牙周炎患者为 41.8%，重度牙周炎患者为 70.6%[43]。美国 2 个不同地点的前瞻性研究报道，在试验开始 18 个月后的统计结果中，中至重度牙周炎患者比牙周健康或轻度牙周炎患者的心血管疾病死亡率高出 5 倍[44]。泰国一项针对 30 例血液透析患者的牙周干预研究报道，牙周手术治疗或非手术治疗后，患者体内的 CRP 和促红细胞生成素水平降低，血清白蛋白和血红蛋白水平升高[45]。在巴西的一项前瞻性研究中，将 122 例进行过牙周检查的血液透析患者分为牙周健康组（N=49）、慢性牙周炎未治疗组（N=30）和牙周炎非手术治疗组（N=43）。主要结局为死亡率。牙周炎被定义为至少 2 个象限存在至少 3 个附着丧失 ≥ 5mm 的牙齿。随后患者被随访了 60 个月。依据研究规定的标准，牙周炎的发病率为 59%。Kaplan-Meier 生存分析发现，牙周炎患者比未患牙周炎患者的死亡风险更高（OR 2.65，95%CI 1.06~5.59，P=0.036），但牙周治疗可以降低此风险（OR 2.36，95%CI 1.01~5.59，P=0.047 0）。但是多因素分析发现，两组间的差异并不显著[46]。一项国际研究涉及 4205 例持续进行血液透析治疗的 ESRD 患者的口腔保健习惯和死亡率，发现口腔保健习惯不良与早死相关，而预防性口腔保健习惯与生存时间延长有关[47]。总之，以上研究强调了 ESRD 患者治疗方案中口腔保健的重要性，CKD 患者的死亡率，提示了应该在 CKD/ESRD 患者中进行牙周干预治疗试验，以确定牙周治疗能否降低 CKD 患者的全身炎症水平及死亡率。

5.6 CKD 患者的牙周治疗方案

持续接受肾脏替代治疗的患者是医学上的复杂病例，他们的牙周治疗对口腔医生而言是个难题。患者经常因感染和并发症需要住院治疗。因此，口腔医生应和肾病医生密切交流，以保障患者血液透析治疗的安全性并获得理想的牙周治疗效果。

由于 CKD 患者菌斑、牙结石及牙龈炎发生率升高，因此应对患者进行认真的口腔卫生教育，并定期复诊以确保患者良好的依从性。在普通人群中，应对牙周炎患者的定期就诊和复诊进行有效管理，尤其在针对肾脏血液透析患者时。牙周治疗的初级目标是消除局部革兰阴性菌及其产物。对中至重度的牙周炎患者，通过牙周治疗可以减小其革兰阴性菌负载，同时降低其全身系统性炎症水平。侵入性的口腔治疗如根面平整术和拔除术可以造成一过性菌血症，应咨询患者的肾病医生，术前应考虑预防性使用抗生素以保护血管通路。应请患者的内科医生会诊，评估患者的贫血和凝血缺陷状况。因为血液透析期间会使用肝素，口腔治疗应安排在血液透析结束后进行。血液透析程序间隔内，患者体内会出现液体潴留和血压升高，口腔治疗也应避免在血液透析前进行。同时，也因为 ESRD 人群中高血压的高发性，治疗时应使用含血管收缩剂的麻醉药。口腔治疗期间，应确认并避免接触患者现有的血管通路，例如，测量血压时应注意避免撞击到血管。鉴于肾功能降低或缺失，应改变需经肾脏代谢清除的药物的使用及剂量。例如，进行局部麻醉时，应将绝对使用剂量降至最小，因为血清白蛋白上存在一个低亲和力但高容量的结合位点[48]，同时一些肾脏血液透析患者体内的血清白蛋白可能会减少。镇痛药中，术后使用对乙酰氨基酚是安全的，应避免使用非甾体类抗炎药[48]。肾衰竭时羟考酮的半衰期会延长，因此应减少使用剂量，同时延长用药间隔。被代谢为哌替啶的盐酸哌替啶（Demerol，Sanofi Aventis，Bridgewater，NJ）在体内的消除取决于肾功能，因此应避免使用。最后，可待因和双氢可待因的半衰期会显著延长，因此使用剂量和用药间隔应视情况而定[48]。

结 论

接受血液透析的肾脏病患者发生中至重度牙周炎和动脉粥样硬化并发症的情况非常普遍。普通人群中，牙周炎与全身炎症程度增加的标记物有关，包括 CRP 水平的升高和内皮细胞功能障碍——一种动脉粥样硬化并发症的早期预测因子。近期一些研究显示，有效的牙周治疗可以降低全身炎症程度，减少内皮细胞功能障碍的发生，甚至可以降低 CKD/ESRD 的发病率。因此，肾脏血液透析患者的牙周炎可能是全身系统性炎症的可逆来源，通过有效的牙周治疗，炎症状况可能会被改善。

参考文献

[1] Meuwese CL, Stenvinkel P, Dekker F, et al. Monitoring of inflammation in patients on dialysis: forewarned is forearmed. Nat Rev Nephrol, 2011, 7:166–76.

[2] Miyamoto T, Carrero JJ, Stenvinkel P. Inflammation as a risk factor and target for therapy in chronic kidney disease. Curr Opin Nephrol Hypertens, 2011, 20:662–8.

[3] Yeun JY, Levine RA, Mantadilok V, et al. C-reactive protein predicts all-cause and cardiovascular mortality in hemodialysis populations. Am J Kidney Dis, 2000, 35:460–76.

[4] Friedewald VE, Kornman KS, Beck JD, et al. The American Journal of Cardiology and Journal of Periodontology editor's consensus: periodontitis and atherosclerotic cardiovascular disease. Am J Cardiol, 2009, 104:59–68.

[5] Lockhart PB, Bolger AF, Papapanou PN, et al. Periodontal disease and atherosclerotic vascular disease: does the evidence support an independent association?: a scientific statement from the American Heart Association.Circulation, 2012, 125:2520-44.

[6] Akar H, Akar GC, Carrero JJ, et al. Systemic consequences of poor oral health in chronic kidney disease patients. Clin J Am Soc Nephrol, 2011, 6:218–26.

[7] Craig RG, Kotanko P, Kamer AR, et al. Periodontal diseases–a modifiable source of systemic inflammation for the end-stage renal disease patient on haemodialysis therapy?

Periodontal diseases-a modifiable source of systemic inflammation for the end-stage renaldisease patient on haemodialysis therapy?

[8] Fogo A, Kon W. Pathophysiology of progressive chronic renal disease//Avner EE, Harmon WE, Niaudet P, et al. Textbook of pediatric nephrology. 5th ed. Philadelphia: Lippincott/ Williams & Wilkins, 2004, 1267-480.

[9] Vanholder R, De Smet R, Glorieux G, et al. European UremicToxin Work Group (EUTox). Review on uremic toxins: classification, concentration, and inter individual variability. Kidney Int, 2003, 63:1934-43.

[10] Saran R, Li Y, Robinson B, et al. US Renal Data System 2014 Annual Data Report: Epidemiology of Kidney Disease in the United States. Am J Kidney Dis, 2015, 66: S1-306.

[11] Seikaly M, Ho PL, Emmett L, et al. The 12th Annual Report of the North American Pediatric Renal Transplant Cooperative Study: renal transplantation from 1987 through 1998. Pediatr Transplant, 2001, 5:215-31.

[12] Noh H, Lee SW, Kang SW, et al. Serum C-reactive protein: a predictor of mortality in continuous ambulatory peritoneal dialysis patients. Nephrol Dial Transplant, 1998, 18:387-94.

[13] Iseki K, Tozawa M, Yoshi S, et al. Serum C-reactive protein (CRP) and risk of death in chronic dialysis patients. Nephrol Dial Transplant, 1999, 14:1956-60.

[14] Zimmerman J, Herrlinger S, Pruy A, et al. Inflammation enhances cardiovascular risk and mortality in hemodialysis patients. Kidney Int, 1999, 55:648-58.

[15] Pai JK, Pischon T, Ma J, et al. Inflammatory markers and the risk of coronary heart disease in men and women. N Engl J Med, 2004, 351:2599-610.

[16] Ridker PM, Rifai N, Rose L, et al. Comparison of C-reactive protein and low-density lipoprotein cholesterol levels in the prediction of first cardiovascular events. N Engl J Med, 2002, 347:1557-65.

[17] Chuang SF, Sung JM, Kuo SC, et al. Oral and dental manifestations in diabetic and nondiabetic uremic patients receiving hemodialysis.Oral Surg Oral Med Oral Pathol Oral Radiol Endod, 2005, 99:689-95.

[18] Chen LP, Chiang CK, Chan CP, et al. Does periodontitis reflect inflammation and malnutrition status in hemodialysis patients? Am J Kidney Dis, 2006, 47:815-22.

[19] Borawski J, Wilczynska-Borawska M, Stokowska W, et al. The periodontal status of pre-dialysis chronic kidney disease and maintenance dialysis patients. Nephrol Dial Transplant, 2007, 22:457–64.

[20] Bastos JA, Diniz CG, Bastos MG, et al. Identification of periodontal pathogens and severity of periodontitis in patients with and without chronic kidney disease.Arch Oral Biol, 2011, 56:804–11.

[21] Thorman R, Neovius M, Hylander B. Clinical findings in oral health during progression of chronic kidney disease to end-stage renal disease in a Swedish population. Scand J Urol Nephrol, 2009, 43:154–9.

[22] Messer MD, Emde K, Stern L, et al. Radiographic periodontal bone loss in chronic kidney disease.J Periodontol, 2012 May, 83:602–11.

[23] Zhao D, Zang S, Chen X, et al. Evaluation of periodontitis and bone loss in patients undergoing hemodialysis.J Periodontol, 2014, 85:1515–20.

[24] Davidovich E, Schwarz Z, Davidovitch M, et al. Oral findings and periodontal status in children, adolescents and young adults suffering from renal failure. J Clin Periodontol, 2005, 32:1076–82.

[25] Proctor R, Kumar N, Stein A, et al. Oral and dental aspects of chronic renal failure. J Dent Res, 2005, 84:199–208.

[26] Souza CR, Libério SA, Guerra RN, et al. Assessment of periodontal condition of kidney patients in hemodialysis. Rev Assoc Med Bras, 2005, 51:285–9.

[27] Klassen JT, Krasko BM. The dental health status of dialysis patients.J Can Dent Assoc, 2002, 68(1):34–8.

[28] Castillo A, Mesa F, Liébana J, et al. Periodontal and oral microbiological status of an adult population undergoing haemodialysis: a cross-sectional study. Oral Dis, 2007, 13:198–205.

[29] Naugle K, Darby ML, Bauman DB, et al. The oral health status of individuals on renal dialysis.Ann Periodontol, 1998, 3:197–205.

[30] Craig RG. Interactions between chronic renal disease and periodontal disease. Oral Dis, 2008, 14:1–7.

[31] Raimann JG, Levin NW, Craig RG, et al. Vitamin C(L-ascorbic acid) in hemodialysis patients. Semin Dial, 2013, 26:1–5.

[32] Kato S, Chmielewski M, Honda H, et al. Aspects of immune dysfunction in end-stage renal disease. Clin J Am Soc Nephrol, 2008, 3:1526–33.

[33] Ando M, Shibuya A, Tsuchiya K, et al. Reduced expression of Toll-like receptor 4 contributes to impaired cytokine response of monocytes in uremic patients. Kidney Int, 2006, 70:358–62.

[34] Kuroki Y, Tsuchida K, Go I, et al. A study of innate immunity in patients with end-stage renal disease: special reference to toll-like receptor-2 and -4 expression in peripheral blood monocytes of hemodialysis patients. Int J Mol Med, 2007, 19:783–90.

[35] Girndt M, Sester M, Sester U, et al. Defective expression of B7-2 (CD86) on monocytes of dialysis patients correlates to the uremia-associated immune defect. Kidney Int, 2011, 59:1382–9.

[36] Sester U, Sester M, Hauk M, et al. T-cell activation follows Th1 rather than Th2 pattern in haemodialysis patients. Nephrol Dial Transplant, 2000, 15:1217–23.

[37] Shultis WA, Weil EJ, Looker HC, et al. Effect of periodontitis on overt nephropathy and end-stage renal disease in type 2 diabetes. Diabetes Care, 2007, 30:306–11.

[38] Fisher MA, Taylor GW, Papapanou PN, et al. Clinical and serologic markers of periodontal infection and chronic kidney disease. J Periodontol, 2008, 79:1670–8.

[39] Fisher MA, Taylor GW, Shelton BJ, et al. Periodontal disease and other nontraditional risk factors for CKD. Am J Kidney Dis, 2008, 51:45–52.

[40] Fisher MA, Taylor GW, West BT, et al. Bidirectional relationship between chronic kidney and periodontal disease: a study using structural equation modeling. Kidney Int, 2011, 79:347–55.

[41] Kshirsagar AV, Moss KL, Elter JR, et al. Periodontal disease is associated with renal insufficiency in the atherosclerosis risk in communities (ARIC) study. Am J Kidney Dis, 2005, 45:650–7.

[42] Lee CF, Lin CL, Lin MC, et al. Surgical treatment for patients with periodontal disease reduces risk of end-stage renal disease: a nationwide population-based retrospective cohort study. J Periodontol, 2014, 85:50–6.

[43] Chen LP, Chiang CK, Peng YS, et al. Relationship between periodontal disease and mortality in patients treated with maintenance hemodialysis. Am J Kidney Dis, 2011, 57:276–82.

[44] Kshirsagar AV, Craig RG, Moss KL, et al. Periodontal disease adversely affects the

survival of patients with end-stage renal disease. Kidney Int, 2009, 75:746–51.

[45] Siribamrungwong M, Puangpanngam K. Treatment of periodontal diseases reduces chronic systemic inflammation in maintenance hemodialysis patients. Ren Fail, 2012, 34:171–5.

[46] De Souza CM, Braosi AP, Luczyszyn SM, et al. Association among oral health parameters, periodontitis, and its treatment and mortality in patients undergoing hemodialysis. J Periodontol, 2014, 85:e169–78.

[47] Palmer SC, Ruospo M, Wong G, et al. Dental health and mortality in people with end-stage kidney disease treated with hemodialysis: a multinational cohort study. Am J Kidney Dis, 2015, 66:666–76.

[48] Craig RG, Hunter JM. Recent developments in the perioperative management of adult patients with chronic kidney disease. Br J Anaesth, 2008, 101(3):296–310.

6 牙周炎与早产的相关性

Ananda P. Dasanayake, Frederick Naftolin

6.1 概 述

孕期是牙周炎易被广泛检出并治疗的时期。牙周病可能会引起早产（PTL），许多研究直接验证了这种关联，甚至评估了牙周治疗对 PTL 的影响。本章回顾了一些研究，特别是有关牙周治疗对 PTL 发生率影响的研究。我们介绍了阴性结果的研究，即基于一次性刮治术和根面平整术来评判牙周治疗与早产关系的研究，发现这些治疗不能预先阻止 PTL 的发生，但该研究中存在着一些设计问题。我们也介绍了阳性结果的研究，这些研究选择基于机械清除术和（或）抗生素的牙周治疗，证实此类治疗方法有希望抵抗 PTL 的发生。最后，我们描述了近来发现的一些相关基因的异常，

A.P. Dasanayake, BDS, MPH, PhD, FACE(✉)
Department of Epidemiology and Health Promotion, New York University College of Dentistry, New York, NY, USA
e-mail: anandanyu@gmail.com

F. Naftolin, MD, PhD, FACOG, FRCOG
Division of Reproductive Biology Research, New York University School of Medicine, New York, NY, USA
e-mail: naftof01@nyu.edu

© Springer-Verlag Berlin Heidelberg 2016
R.G. Craig, A.R. Kamer (eds), *A Clinicain's Guide to Systemic Effects of Periodontal Diseases*, DOI 10.1007/978-3-662-49699-2_6

似乎是联系 PTL 与牙周炎的纽带。

我们得出的结论是，口腔健康不良或牙周炎和 PTL 间的关联假设尚未被证实，深入的研究正在有序进行，包括妊娠期的抗生素预防，机体前列腺素 E_3 受体基因的异常与炎症状况如牙周炎及 PTL 之间的关系评估。

6.2 引 言

尽管妇产科学已经取得很大进步，但妊娠结局仍然是影响发病率和死亡率的显著因素。对 PTL 而言尤其如此，它一直是造成早产儿及伴随疾病的主要原因。全球范围内，PTL 造成了大量的围生期死亡、巨额花费及数不清的病症。在大多数病例中，PTL 发生的原因尚不清楚，尽管激素预防措施、内科治疗方法及外科手术技术不断进步，但 PTL 的研究、预防、治疗仍然需要被最优先考虑[1]。

6.3 牙周炎与妊娠结局有关的证据

无论感染性还是非感染性的炎症，都被认为是 PTL 的首要因素。目前已报道了许多控制感染源的方法，但事实上，仅有个别病例做到了控制微生物感染。相比之下，遭受过 PTL 的女性，体内的无菌羊水和母体血液中，经常可检测到不明来源的炎症标记物[1]。它们仅仅提示体内有炎症反应，但尚不清楚这些标记物出现的时间和来源[2]。

大量来自观察性研究[3-4]、临床探究[5]及动物实验[6]的结果提示，牙周病对不良妊娠结局有一定作用。但是，人体研究结果仅仅揭示了两者间存在"一种联系"，并不能证明其是因果关系[7]。所有的随机对照试验，均不能证实在妊娠期进行牙周治疗与 PTL 或低体重出生儿的关系[8-9]，这可能是因为这些调查在设计方面存在很大的局限性，这些我们随后将进行讨论。任何情况下，不能证明一种影响（阴性结果）时，并不能排除这种影响的存在，因此，在讨论不同研究的结果之前，重新考虑 PTL- 牙周炎假设的生物合理性是非常重要的。

妊娠期内，牙龈炎症性疾病非常常见。通常，这是一种"温和"的炎症，并不伴发牙龈炎或牙周炎中溢脓或大量细胞浸润的现象。这种炎症反应的标记物有龈沟液和血液中的炎性细胞因子、生长因子和前列腺素等。PTL 发生时，组织和子宫的羊膜囊内也出现了相同的或类似的炎症标记物，这些标记物与造成子宫收缩的级联反应有关。最令人感兴趣的是，不管有无全身感染发生，在体内都可以发现这些炎症标记物。尽管不清楚它们出现的时间是在 PTL 之前还是之后，但这些标记物的存在确实引发了有关口腔炎症和 PTL 关系的假设。

6.4 对牙周炎与 PTL 之间关联假设的检验

证实两种病变之间存在关联的理想方法是持续观察病变情况，并发现两种病变平行的病程变化。如果这种关联情况存在，就可以尝试阻断疾病标记物的进展或提前准备相应的预防措施。但是，对妊娠相关疾病，实施干预措施，尤其是在妊娠期，可能会影响胚胎发育过程，因此是不可行的。同时，母体妊娠持续约 10 个月，期间胎儿也会经历数个阶段性的变化，定时或者重复干预或检验造成的问题，会使得试验者的任务变得更加复杂。最后，因为尚不清楚 PTL 开始的确切时间，所以也无法采取预防性措施。

因此，妊娠期间，最常用的办法就是观察性研究，监测临床的、细菌性的、免疫性的、炎性的介质等指标，然后将它们与牙周疾病进行关联，评估它们对不良妊娠结局的独立影响。经常应用的是受试者数量适当并考虑潜在混淆因素的前瞻性设计、病例对照设计或横断面设计[7]。这些研究对牙周病进行了检查，同时将结局与妊娠结局相关的局部、全身、子宫胎盘及胎儿的检验结果相关联。因为 PTL 开始时毫无症状，总是在出现临床症状时才被诊断，故难以确定其发生时间，因此文献中不存在完全的干预性观察研究。另外，孕期预先评估 PTL 的风险和全身或阴道内预防性使用黄体酮已经成为一种临床路径标准。这就给观察性研究带来了另一个主要变量，因为这种治疗往往会对 PTL 的发生产生远期影响，但其治疗成功率仅有 60%，也就是说 100 例被诊断并接受治疗的女性中有 60 例将会在 37 周或更长时间时分娩。因为尚不知道哪种治疗可以保护母体，所以越来越多的小组开始进行相关的研究和分析[10]。

想获得理想研究结果的替代方案，就是收集尽可能多的观察性试验研究报告，进行分析和纳入，以确保相关的群组、数据可以相互对照。当研究报告符合标准，即同质性和质量达到要求时，就可以进行对比分析即荟萃分析。但即使如此，混淆因素有时还是难以被消除。Vergnes 等[11]以 17 项观察性研究为基础，得出结论：牙周病和早产低体重儿间的关联具有统计学差异（整体 OR 2.83，95%CI 1.95~4.10）。表 6.1 总结了此项观察性研究的荟萃分析结果。

不幸的是，荟萃分析不能完全排除潜在的混淆因素，因为研究中可能存在着控制不良的因素如吸烟等。将这种"威胁"转变为"有效"的一个方法是，将研究控制在不涉及一些行为如吸烟、酗酒、吸毒的孕妇群内。因为这些行为与不良妊娠结局有关，也与牙周病有关，设计研究时如果移除这些因素的影响，研究结果的可信度会提高。因此我们选择研究斯里兰卡的女性，她们因为经济和文化屏障不能触及上述行为；但该队列人数相对较少，即使 PTL 和低出生体重儿的 OR 值支持牙周病对 PTL 有影响，但无统计学意义[12]。在证实该结论前，这个研究还需要在大样本中重复。

另一个检验牙周病和不良妊娠结局因果关系的替代性方法是进行临床试验，在相关人群中检测合适的治疗病例。为使研究价值最大化，这些试验应该将受试者随机分组，并选择合适的对照组。不幸的是，除了上述提及的差异外，目前大多数可获取的报道中，研究者进行牙周病预防及治疗的方法大多是不同的，这会掩盖可能得出的真实结论。例如，虽然炎症和牙龈肿胀可能与牙菌斑有关，但牙周炎是一种可以不依赖菌斑而存在的慢

表 6.1 来自观察性研究的荟萃分析结果

作者	年份	结果	研究设计	综合估值	I^2
Khader 等[34]	2005	与出生体重无关的早产	病例对照研究[2]；前瞻性队列研究[2]	OR4.28[a]（95%CI 2.62~6.99）	—
		与出生体重无关的早产 排除质量分数最低的研究，与出生体重无关的早产	病例对照研究[1]；前瞻性队列研究[2]	OR4.32[a]（95%CI 2.50~7.44）	—
		早产	前瞻性队列研究[2]	OR3.87[a]（95%CI 2.14~7.02）	—
		早产与低出生体重儿	病例对照研究[2]	OR5.28[a]（95%CI 2.21~12.62）	—
		早产或低出生体重儿	前瞻性队列研究[2]	OR2.30[a]（95%CI 1.21~4.38）	—
Vergnes 等[11]	2007	早产和（或）低出生体重儿	病例对照研究[9]；横断面研究[2]；前瞻性队列研究[4]；尚未明确[2]	OR2.83[a]（95%CI 1.95~4.10）	—
Corbella 等[35]	2012	早产低出生体重儿	病例对照研究[17]	OR3.00[a]（95%CI 1.93~4.68）	89%
		早产	病例对照研究[17]	OR1.78[a]（95%CI 1.58~2.01）	82%
		低出生体重儿	病例对照研究[17]	OR1.82[a]（95%CI 1.51~2.20）	66%

a $P<0.05$ 表示有显著差异

性炎症[13]。这可以解释为什么临床有关牙周炎对 PTL 影响的研究中，选择简单的菌斑清理为牙周治疗方法，不能揭示牙周炎症对炎症标记物的存在或妊娠受影响早产的全部影响。此外，这些研究中经常仅仅进行一次菌斑清理，随后牙龈上会有新的定植菌，从而形成菌斑和炎症。在上述试验报道中，几乎没有数据显示菌斑清理对炎症标记物有影响。

  总之，目前为止，不同随机试验的结果令人感觉模棱两可、无所适从。例如，智利[5,14-15]的一些研究显示，对患有牙龈炎或牙周炎的孕妇进行牙周治疗（根面平整和刮治），能减少早产低出生体重儿的发生。美国一项研究也显示，妊娠期不接受牙周治疗的孕妇更易分娩早产儿[16]。但美国[8-9]

和其他国家[17-20]进行了大量的随机试验,却都没能观察到相似结果。这些结果对比鲜明,不可能仅仅是因为种族差异。尽管智利的研究提出妊娠期需要进行机械性牙周治疗,但美国的研究仍限制在妊娠中期进行局限数量的刮治和根面平整术。美国的这项研究还显示,治疗组其他的妊娠不良结局(如自发性流产和死产)的发生率都显著降低了[9]。

对这些结果可能的解释中,有学者认为研究存在样本量不足、治疗时间不足、治疗不当和选择结果有限等缺陷。尽管可能存在这些问题,Polyzos等[21]在这些随机试验中选择了7项,使用荟萃分析对数据进行整理分析,结果显示,妊娠期内的牙周治疗可以显著降低早产的发生率(OR 0.55,95%CI 0.35~0.86),但不会降低低出生体重儿的发生率(OR 0.48,95%CI 0.23~1.00)。

Polyzos等[22]还对12项随机对照试验进行了荟萃分析,进一步观察到刮治和根面平整术会显著降低早产率,但仅针对不良妊娠结局风险较高的女性(整体RR 0.66,95%CI 0.54~0.80)。此荟萃分析只包含了4项研究,治疗组人数共计280例,其中88例发生了早产;对照组人数共计275列,其中130例发生了早产。在每项治疗组和对照组均与早产事件相关的研究中,高风险被定义为早产的发生率较高(>22%)。在高风险女性中进行的临床研究,结果也显示低出生体重儿发生率显著降低(RR 0.48,95%CI 0.30~0.78)。将高风险和低风险研究结合时,早产的降低率就丧失了统计学显著性(RR 0.81,95%CI 0.64~1.02),其分析结果与发生在胎龄35周前的分娩率、低出生体重儿发生率和平均的低出生体重均相似,他们得出结论:尚无充足证据支持普通人群需要进行牙周病治疗以降低早产风险,但是牙周治疗对那些早产风险较高的人群可能是有益的。

Kim等[24]开展荟萃分析发现,仅在早产风险高的女性中,牙周治疗会显著减低早产率;George等对临床随机试验数据进行荟萃分析,结果却显示,妊娠期进行牙周治疗的女性中,早产和低出生体重儿的发生率均显著降低[23]。然而,Uppal等选用了10项随机试验进行荟萃分析,却没能观察到治疗组发生早产或低出生体重儿的概率降低[25]。表6.2总结了对临

表 6.2 随机对照试验的荟萃分析结果

作者	年份	结果	研究的数量	综合估值	I^2
Polyzos 等[21]	2009	早产	(N=7)	OR 0.55[a] (95%CI 0.35~0.86)	50.7%
		低出生体重儿	(N=5)	OR 0.48 (95%CI 0.23~1.00)	57.6%
		流产或死产	(N=6)	OR 0.73 (95%CI 0.41~1.31)	22.2%
Polyzos 等[22]	2010	早产（胎龄 <37 周）	低质量试验 (N=6)	OR 0.52[a] (95%CI 0.38~0.72)	0%
			高质量试验 (N=5)	OR 1.15 (95%CI 0.95~1.40)	1%
		低出生体重儿 (<2500g)	低质量试验 (N=5)	OR 0.44[a] (95%CI 0.30~0.66)	16%
			高质量试验 (N=3)	OR 1.07 (95%CI 0.85~1.36)	11%
		自发性流产或死产	低质量试验 (N=6)	OR 1.00 (95%CI 0.51~1.97)	0%
			高质量试验 (N=5)	OR 0.79 (95%CI 0.51~1.22)	35%
		所有不良妊娠结局（胎龄 <37 周的早产和自发性流产或死产）	低质量试验 (N=6)	OR 0.55[a] (95%CI 0.41~0.73)	12%
			高质量试验 (N=5)	OR 1.09 (95%CI 0.91~1.30)	21%
		胎龄 <37 周的自发性早产	低质量试验 (N=3)	OR 0.38 (95%CI 0.13~1.13)	75%
			高质量试验 (N=2)	OR 1.05 (95%CI 0.74~1.50)	0%
Uppal 等[25]	2010	早产	(N=10)	OR 0.59[a] (95%CI 0.40~0.88)	75.8%
		低出生体重儿	(N=8)	OR 0.72 (95%CI 0.44~1.17)	79.9%
Fogacci 等[36]	2011	早产（多胎产作为对照，曾早产和有泌尿生殖系统感染）	(N=3)	RR 0.63 (95%CI 0.44~1.17)	—
		低出生体重儿（多胎产作为对照，曾早产和有泌尿生殖系统感染）	(N=2)	RR 0.52 (95%CI 0.10~2.60)	—

6 牙周炎与早产的相关性

（续表）

作者	年份	结果	研究的数量	综合估值	I^2
George 等[23]	2011	早产	(N=10)	OR0.65[a] (95%CI 0.45~0.93)	66%
		低出生体重儿	(N=7)	OR0.53[a] (95%CI 0.31~0.92)	69%
		流产/死产 （样本>500）	(N=8)	OR0.55[a] (95%CI 0.31~0.99)	19%
Kim 等[24]	2012	早产（胎龄<37周）	(N=11)	风险比 0.81 (95%CI 0.64~1.02)	59%
		高风险组	(N=4)	风险比 0.66[a] (95%CI 0.54~0.80)	3%
		中等风险组	(N=7)	风险比 0.97 (95%CI 0.75~1.24)	37%
		早产（胎龄<35周）	(N=3)	风险比 0.90 (95%CI 0.74~1.09)	0%
		低出生体重儿	(N=8)	风险比 0.72 (95%CI 0.48~1.07)	75%
		高风险组	(N=3)	风险比 0.48[a] (95%CI 0.30~0.78)	57%
		中等风险组	(N=5)	风险比 1.08 (95%CI 0.83~1.42)	24%
Rosa 等[37]	2012	早产（胎龄<37周）	(N=13)	风险比 0.90 (95%CI 0.68~1.19)	74%
		低出生体重儿	(N=9)	风险比 0.92 (95%CI 0.71~1.20)	56%
Bountin 等[38]	2013	早产	(N=12)	风险比 0.89 (95%CI 0.73~1.08)	52%
		早产（胎龄<37周）	(N=5)	风险比 1.00 (95%CI 0.73~1.38)	22%
		低出生体重儿	(N=5)	风险比 0.83 (95%CI 0.60~1.16)	62%

a $P<0.05$ 表示有显著差异

床试验进行荟萃分析的结果。

除过上述考量，可行的方法还有实施其他提高口腔卫生质量的措施以避免PTL的发生，包括使用抗生素等。尽管有研究发现，全身应用甲硝唑可以造成治疗组早产风险升高[26]；但同时也发现，在局部重复使用不含酒精的抗菌漱口水后，PTL 的发生率会显著降低[27]。

如果一个人想要寻找牙周治疗有效降低早产率的"真相"，他必须考虑如何解决目前存在的大量问题。

- 所有研究都应使用统一标准的牙周病定义。但是现有的研究，使用的牙周炎定义存在很大的差异。

- 治疗应标准化，应在生物学上有意义的时间段进行，并应当使用统一的"剂量"。先前的试验中，使用的最普遍的治疗方法是刮治术和根面平整术，但进行此治疗的时期不同、操作医生不同、治疗的频率也不同，这些差异使得我们难以得出有效的推断。

- 治疗应对牙周病有效，与牙周病相关的炎症和感染可能会威胁到胎儿。但只有少数研究显示，在妊娠期进行刮治术和根面平整术可以减少牙周病的发生。由此，若猜想在妊娠期仅进行一次或两次的刮治术就会消除这种慢性疾病，显然是不切实际的。如刮治术和根面平整术后仍留有潜在病灶或残留病灶，那么期待这种治疗会降低早产率显然是不现实的。

- 结果测定应基于一个统一的标准。研究数据中，胎龄不全是由超声波扫描图来判定，一些研究还可能使用末次经期来测定胎龄。如果与这些测量相关的可能误差是随机的或无差别的（例如治疗组和对照组中，这种测定误差的数量相同），那么风险比将会向无效值偏倚（例如调查者将会低估真实效应）。此外，早产和低出生体重儿可能并不是与牙周病相关的唯一结局，自发性流产、死产和新生儿并发症可能也与牙周病相关的感染和炎症有关，至少在理论上有关。恰好有一项研究对此提供了证据[9]。

- 挑选受试者的标准也应统一。如果我们在研究中同时纳入高风险和低风险人群，则难以评估牙周治疗对妊娠结局的真实影响。相比治疗组和对照组的综合早产事件风险，我们更需要关注的是分类人群的风险数据。

- 牙周治疗试验中的合并用药和其他口腔治疗也可能会影响结果。目前，还不清楚，因其他目的使用抗生素和除试验外附加的牙周治疗之间差异如何；也不清楚，先前那些影响妊娠结局的牙周治疗试验中，个人口腔卫生状况的差异如何。

- 刮治术和根面平整术是首选的治疗方法吗？一些研究显示，当要求高风险女性每天使用两次医用漱口水时，早产或低出生体重儿的发生率会降低[27]，且有统计学差异。
- 在考量结果时，"功率"分析应该领先于所有临床试验，应适当权衡试验的"尺寸"。荟萃分析应考虑样本量，以便于不寻常的大型研究不会影响较小型研究的结果。
- 治疗性试验中，应使用合适的数据分析方法。如果为随机试验，数据应进行意向性治疗分析，以保持随机化的完善性。现在还不清楚一些试验是如何分析而得出结论的，不清楚治疗组和对照组的脱失率差异是如何影响结果的。
- 如果文献中包括了足量的研究，那么至少在上述提及的一些因素中，应该将附加的群组分析考虑到差异性中，观察这些因素对结果的影响，就不会是个难题。但不幸的是，我们仅有少数此领域的随机对照试验。

临床试验必须避免混淆因素。如受试者进行孕前风险评估，不管进行何种孕前治疗，方法程度都应相同。对高风险和低风险组人群应该使用一致的最有效、最安全的牙周治疗方法（无论是单独使用还是联合使用）。单独的治疗方案可能会不受限制。对不同分级的孕妇，应采用盲法收集数据。

综上所述，牙周病与炎症的关联假设建立在两种可能的机制上：妊娠期内牙龈细菌感染及牙龈炎症的影响。微生物学研究已经排除了前者的主要作用；但后者尚需进行全面的、令人信服的验证，包括治疗对炎症信号转导的影响[9]。因为妊娠期实施牙周病的干预措施可能会降低C反应蛋白水平，因此后者比较重要[28]。同时，虽然来自同组的研究不能显示牙周病局部治疗对早产的影响[29]，但两项研究中都采用了抗感染措施，结果显示可以预防早产[16,27]。

最后，临床医生不应曲解现有的反面证据，认为妊娠期内保持良好的口腔健康不重要。母体的口腔健康与随后发生在孩子身上的很多病变是相关的，比如变形链球菌的传播和龋齿[30]。无论是否能降低早产率，妊娠前、中、后期，保持良好的口腔健康都是非常重要的。

6.5 PTL 与基因异常造成的口腔疾病对全身影响的可能联系

两种系统间比如口腔系统健康和生殖系统健康的相关联系，可能存在一个共同的适用机制。这可能会解释为什么牙周炎和 PTL 间精确直接的关系难以显示。这种情况下，共同点可能是基本功能异常或失调引发炎症。由于这个原因，近来有关患牙周炎和 PTL 女性的关联研究中，可能会通过显示前列腺素 E_3 受体基因的异常来暴露这种联系[31]。学者们认为，这种基因异常影响了前列腺素家族在多种疾病中的活性，包括牙周病和 PTL[32-33]。虽然对这种联系进行解释为时过早，但是这种异常可能正是我们需要寻找的合理解释。此外，这种联系意味着在感染人群中，其他炎症或非炎症相关性异常的存在可能与 PTL 有关。例如，近来有研究显示，患多囊卵巢综合征的妊娠期妇女的 PTL 住院治疗率升高。探索此人群中是否存在 PGE3 受体的异常和牙周病的发生率增高，将是一个有趣的研究方向[33]。

结　论

近十年来，在确定牙周病对全身疾病的影响方面，我们取得了巨大进步。但是，牙周病在 PTL 中扮演的角色仍待揭晓。现在需要获得认可的、效度适宜的临床研究，来揭示妊娠期间牙周不良状态向健康状态的转变是否会减少不良的妊娠结局。到那时，牙周预防及治疗才会被认定为孕妇在妊娠期保持良好牙周健康的干预措施。但是，目前这些试验都没有进行令人满意的、对后代影响的长期评估，因此应用这些方法时应注意安全性。

近来，有一些非常有趣的关于 PTL 高风险女性关键基因异常的报道，这可能可以解释牙周病和 PTL 研究结果中的一些明显特征。这种可能性及炎症相关问题的可能性，会影响到前列腺素 E 受体异常等系统生物学路径的研究，包括牙周炎和 PTL 间的关联性。

参考文献

[1] Romero R, Dey SK, Fisher SJ. Preterm labor: one syndrome, many causes. Science, 2014, 345(6198):760-5.

[2] Stampalija T, Chaiworapongsa T, Romero R, et al. Soluble ST2, a modulator of the inflammatory response, in preterm and term labor. J Matern Fetal Neonatal Med, 2014, 27(2):111-21.

[3] Dasanayake AP. Poor periodontal health of the pregnant woman as a risk factor for low birth weight. Ann Periodontol, 1998, 3(1):206-12.

[4] Jeffcoat MK, Geurs NC, Reddy MS, et al. Periodontal infection and preterm birth: results of a prospective study. J Am Dent Assoc, 2001, 132(7):875-80.

[5] Lopez NJ, Smith PC, Gutierrez J. Periodontal therapy may reduce the risk of preterm low birth weight in women with periodontal disease: a randomized controlled trial. J Periodontol, 2002, 73(8):911-24.

[6] Collins JG, Windley 3rd HW, Arnold RR, et al. Effects of a Porphyromonas gingivalis infection on inflammatory mediator response and pregnancy outcome in hamsters. Infect Immun, 1994, 62(10):4356-61.

[7] Dasanayake AP, Gennaro S, Hendricks-Munoz KD, et al. Maternal periodontal disease, pregnancy, and neonatal outcomes. MCN Am J Matern Child Nurs, 2008, 33(1):45-9.

[8] Offenbacher S, Beck JD, Jared HL, et al. Effecs of periodontal therapy on rate of preterm delivery: a randomized controlled trial. Obstet Gynecol, 2009, 114(3):551-9.

[9] Michalowicz BS, Hodges JS, DiAngelis AJ, et al. Treatment of periodontal disease and the risk of preterm birth. N Engl J Med, 2006, 355(18):1885-94.

[10] Romero R, Nicolaides K, Conde-Agudelo A, et al. Vaginal progesterone in women with an

asymptomatic sonographic short cervix in the midtrimester decreases preterm delivery and neonatal morbidity: a systematic review and meta analysis of individual patient data. Am J Obstet Gynecol, 2012, 206(2):124.e1–19.

[11] Vergnes JN, Sixou M. Preterm low birth weight and maternal periodontal status: a meta-analysis. Am J Obstet Gynecol, 2007, 196(2):135.e1–7.

[12] Rajapakse PS, Nagarathne M, Chandrasekra KB, et al. Periodontal disease and prematurity among non-smoking Sri Lankan women. J Dent Res, 2005, 84(3):274–7.

[13] Shi B, Chang M, Martin J, et al. Dynamic changes in the subgingival microbiome and their potential for diagnosis and prognosis of periodontitis. MBio, 2015, 6(1):e01926–14.

[14] Lopez NJ, Smith PC, Gutierrez J. Higher risk of preterm birth and low birth weight in women with periodontal disease. J Dent Res, 2002, 81(1):58–63.

[15] Lopez R. Periodontal treatment in pregnant women improves periodontal disease but does not alter rates of preterm birth. Evid Based Dent, 2007, 8(2):38.

[16] Jeffcoat M, Parry S, Sammel M, et al. Periodontal infection and preterm birth: successful periodontal therapy reduces the risk of preterm birth. BJOG, 2011,118(2):250–6.

[17] Newnham JP, Newnham IA, Ball CM, et al. Treatment of periodontal disease during pregnancy: a randomized controlled trial. Obstet Gynecol, 2009, 114(6):1239–48.

[18] Pirie M, Linden G, Irwin C. Intrapregnancy non-surgical periodontal treatment and pregnancy outcome: a randomized controlled trial.J Periodontol, 2013, 84(10):1391–400.

[19] Oliveira AM, de Oliveira PA, Cota LO, et al. Periodontal therapy and risk for adverse pregnancy outcomes. Clin Oral Investig, 2011, 15(5):609–15.

[20] Weidlich P, Moreira CH, Fiorini T, et al. Effect of nonsurgical periodontal therapy and strict plaque control on preterm/low birth weight: a randomized controlled clinical trial. Clin Oral Investig, 2013, 17(1):37–44.

[21] Polyzos NP, Polyzos IP, Mauri D, et al. Effect of periodontal disease treatment during pregnancy on preterm birth incidence: a meta analysis of randomized trials. Am J Obstet Gynecol, 2009, 200(3):225–32.

[22] Polyzos NP, Polyzos IP, Zavos A, et al. Obstetric outcomes after treatment of periodontal disease during pregnancy: systematic review and meta-analysis. BMJ, 2010, 341:c7017.

[23] George A, Shamim S, Johnson M, et al. Periodontal treatment during pregnancy and birth outcomes: a meta-analysis of randomized trials. Int J Evid Based Healthc, 2011, 9(2):122–47.

[24] Kim AJ, Lo AJ, Pullin DA, et al. Scaling and root planing treatment for periodontitis to reduce preterm birth and low birth weight: a systematic review and meta-analysis of randomized controlled trials. J Periodontol, 2012, 83(12):1508–19.

[25] Uppal A, Uppal S, Pinto A, et al. The effectiveness of periodontal disease treatment during pregnancy in reducing the risk of experiencing preterm birth and low birth weight: a meta-analysis. J Am Dent Assoc, 2010, 141(12):1423–34.

[26] Jeffcoat MK, Hauth JC, Geurs NC, et al. Periodontal disease and preterm birth: results of a pilot intervention study. J Periodontol, 2003, 74(8):1214–8.

[27] Jeffcoat M, Parry S, Gerlach RW, et al. Use of alcohol-free antimicrobial mouth rinse is associated with decreased incidence of preterm birth in a high-risk population.Am J Obstet Gynecol, 2011, 205(4):382.e1–6.

[28] Demmer RT, Trinquart L, Zuk A, et al. The influence of anti-infective periodontal treatment on C-reactive protein: a systematic review and meta-analysis of randomized controlled trials. PLoS One, 2013, 8(10):e77441.

[29] Macones GA, Parry S, Nelson DB, et al. Treatment of localized periodontal disease in pregnancy does not reduce the occurrence of preterm birth: results from the Periodontal Infections and Prematurity Study (PIPS).Am J Obstet Gynecol, 2010, 202(2):147.e1–8.

[30] Caufield PW, Cutter GR, Dasanayake AP. Initial acquisition of mutans streptococci by infants: evidence for a discrete window of infectivity. J Dent Res, 1993, 72(1):37–45.

[31] Jeffcoat MK, Jeffcoat RL, Tanna N, et al. Association of a common genetic factor, PTGER3, with outcome of periodontal therapy and preterm birth. J Periodontol, 2014, 85(3):446–54.

[32] Arulkumaran S, Kandola MK, Hoffman B, et al. The roles of prostaglandin EP 1 and 3 receptors in the control of human myometrial contractility. J Clin Endocrinol Metabol, 2012, 97(2):489–98.

[33] Trindade F, Oppenheim FG, Helmerhorst EJ, et al. Uncovering the molecular networks in periodontitis. Proteomics Clin Appl, 2014, 8(9-10):748–61.

[34] Khader YS, Ta'ani Q. Periodontal diseases and the risk of preterm birth and low birth weight: a meta-analysis. J Periodontol, 2005, 76(2):161–5.

[35] Corbella S, Taschieri S, Francetti L, et al. Periodontal disease as a risk factor for adverse pregnancy outcomes: a systematic review and meta-analysis of case-control studies. Odontology, 2012, 100(2):232–40.

[36] Fogacci MF, Vettore MV, Leao AT. The effect of periodontal therapy on preterm low birth weight: a meta-analysis. Obstet Gynecol, 2011, 117(1):153–65.

[37] Rosa MI, Pires PD, Medeiros LR, et al. Periodontal disease treatment and risk of preterm birth: a systematic review and meta-analysis.Cad Saude Publica, 2012,28(10):1823–33.

[38] Boutin A, Demers S, Roberge S, et al. Treatment of periodontal disease and prevention of preterm birth: systematic review and meta-analysis. Am J Perinatol, 2013, 30(7):537–44.

口腔健康与肺炎 7

Frank A. Scannapieco, Keith Webb Harris

7.1 引 言

　　口腔可以成为肺部感染的来源。口腔表面与气管和下呼吸道是连续的，因此将细菌从口腔误吸入下呼吸道是完全可能的。误吸入的细菌，无论是口腔内可作为疾病易感人群机会致病菌的正常菌群，还是在口腔中暂时定植的外源性致病菌即口腔菌群的非正常成员，都可以引起肺部感染。此外，牙周炎症时从牙周组织释放出的生物介质如细胞因子和水解酶，也可以被吸入呼吸道，这可能会激发炎症、增加感染易感性。本章将回顾近来提示口腔微生物和口腔炎症是肺炎病源的证据。

7.2 定义与疾病分类

7.2.1 社区获得性肺炎

社区获得性肺炎（CAP）是造成近期住过院或在其他卫生机构（如疗养院）进行过治疗的患者发病和死亡的主要原因。免疫系统功能抑制的患者常会发生细菌性肺炎。免疫抑制的原因包括药物、慢性药源性疾病和近期发生的感染，这可以减少咳嗽反射，阻断黏液纤毛清除功能，增强病原菌对呼吸系统黏膜的黏附力，引起一系列病理反应，最终引起CAP[1]。

病毒是CAP的常见病因，例如，人呼吸道合胞病毒或鼻病毒。造成5岁以上儿童CAP的3种主要细菌是：S型肺炎链球菌、M型肺炎链球菌和C型肺炎链球菌。幼儿CAP其他致病菌还包括B组链球菌和革兰阴性肠溶菌，成年人CAP的主要病原菌是S型肺炎链球菌和H型流感嗜血杆菌。

每年美国大约有400万人患CAP[2]，其中大多数患者仅进行了基本治疗。例如，最近一项包含46 237例年龄≥65岁中年人，持续观察了3年的大型队列研究报道[3]，美国CAP的整体发病率范围是：年龄在65~69岁时发病率为18.2/1000（人·年），年龄≥85岁时发病率为52.3/1000（人·年）。此人群中，59.3%肺炎发病的治疗都仅针对门诊患者。整体上，每年CAP会造成超过60万例住院，限制活动长达6400万天，45 000例死亡。

CAP的危险因素包括老年、男性、慢性阻塞性肺疾病、哮喘、糖尿病、充血性心力衰竭及吸烟等[3]。在一项鉴定CAP危险因素的临床研究中，从西班牙东部859 033例居民中招募了1336例CAP患者和1326例对照[4]，进行多元分析后发现，吸烟、持续与儿童接触、工作时温度突然改变、吸入治疗（尤其持续为类固醇药物）、氧疗、哮喘和慢性支气管炎是CAP的独立危险因素。有趣的是1个月内去看过口腔医生是CAP的独立保护因素，可能是口腔卫生状况的提高，限制了呼吸道病原菌的定植。

CAP的常见临床症状包括咳嗽、发热、寒战、疲乏、呼吸困难和胸膜

7 口腔健康与肺炎

炎性胸痛等[2]。患者的咳嗽是持续干咳还是咳痰，取决于病原菌种类。其他的全身系统性症状包括头痛和肌痛。如感染的细菌是军团菌，还可能会诱发消化系统症状。

胸部 X 线片是诊断肺炎的有用工具，在阳性的胸片上，会显示病变是集中在一个小叶内还是有弥漫性浸润灶[2]。但是，肺炎疾病早期拍摄的胸部 X 线片，经常显示为阴性表现。

CAP 常用的治疗为抗生素疗法。经典的抗生素疗程包括：其他方面健康的患者口服阿奇霉素、克拉霉素、红霉素或多西环素；伴有其他疾病的患者应口服莫西沙星、吉米沙星或左氧氟沙星。在 CAP 病因中，发现了"社区获得性耐药菌"耐甲氧西林金黄色葡萄球菌（MRSA）的出现，这提示需要制定预防肺炎的新方案，以减少抗生素的需用量[5]。

如上所述，口腔卫生不良可能是 CAP 的病源。近期的一项病例对照研究，比较了因急性呼吸系统疾病（肺炎、急性支气管炎或肺脓肿）或慢性阻塞性肺疾病（COPD）急性发作住院的 100 例患者，和无呼吸系统疾病的 100 例对照的牙周健康状况[6]，发现呼吸系统疾病患者的所有牙周参数（牙龈指数、菌斑指数、口腔卫生指数、牙周袋深度和临床附着丧失）都比对照组差。

7.2.2 医院和医疗保健相关性肺炎（HAP 和 HCAP）

医院获得性感染，例如肺炎，通常被称为医院获得性肺炎（HAP）的发生在不断增长，提示慢性疾病复杂程度和治疗策略的增加，给医院环境带来了很多相似的易传染性。近十年来，医疗重心开始从住院部转向门诊，门诊所提供的医疗服务有抗生素疗法、化学疗法、伤口处理、门诊患者透析中心和短期康复训练等，拓宽了肺炎的分类。因为感染的易传染性，HAP 被认为是医院获得性感染的主要病因[7]，尤其是卫生保健社区内相似耐药菌的出现，可能引发了更多并发性感染，包括这些门诊患者的肺炎。在上述门诊医疗环境中，肺炎患者被称为医疗保健相关性肺炎（HCAP）[8]。

HAP 被细分为两种亚型：非呼吸机相关性肺炎和呼吸机相关性肺炎（VAP）。大多数 HAP 的病因是前者，且发生在重症监护病房（ICU）外。因为不同作者报道的范围不同，故难以辨别非呼吸机相关性医院性肺炎的发生趋势。但在 ICU 内，HAP 仍是最常见的感染，占总数的 10%[9]。

VAP 是排在第 2 位的、最常见的医院获得性感染[10-11]。VAP 是 ICU 内危重患者的主要死亡原因，预计发生率为 10%~65%，死亡率为 25%~60%，这取决于研究项目、患者群体和具体的医疗或手术状况[9,12-17]。不考虑严重程度和潜在疾病的类型，VAP 和其他形式的 HAP 是住院患者死亡的独立危险因素[18]。HAP 的发作将住院期限延长了大约 5~6d，且增加了许多医疗费用[12-17]。在内科和外科 ICU 中，发生 VAP 的风险为 5~21/ 使用呼吸机 1000d[19]。肺炎的发病很容易将患者的住院时间延长 2 倍，每个病例预计的 VAP 治疗花费平均高达 4 万美元[20]。HAP 肺炎的死亡率高达 25%。

疗养院相关肺炎（NHAP）是影响疗养院人群的最重要的常见感染源，此感染造成的发病率和死亡率都很高[21]，占总感染数量的 13%~48%[22]。肺炎也是造成疗养院人群转去住院治疗的常见原因[23]。

7.2.3 吸入性肺炎

吸入性肺炎（AP）是呼吸时吸入包括病原菌的口咽分泌物，从而引起感染的过程[24]。AP 与广义的吸进性肺炎有微小差异，AP 是吸入无菌胃内容物后经化学损伤造成的疾病。AP 在老年人中比较常见，尤其是居住在一些医疗保健机构如疗养院的老年人，以及有多种重要危险因素如吞咽困难和意识状态改变的老年人[25-26]。AP 也可经社区或其他医疗保健机构传染。混合性感染物包括来自口腔如龈沟和胃内容物的厌氧菌，通常会引起 AP。事实上，近来已进一步认识到，在这个过程中口腔菌群扮演着重要的角色。被诊断为 AP 的患者通常是老年人（平均年龄 77 岁），报道的 30d 死亡率为 21%[27]。与 CAP 患者相比，AP 患者门诊就诊和 ICU 入院更频繁、伴随疾病更多、死亡率更高。

在所有的危险因素中，吞咽功能紊乱（吞咽困难）与 AP 的联系最紧密。吞咽困难在老年人中普遍存在[28]，这是多种病变造成的结果，如帕金森病、阿尔茨海默病、卒中、其他神经退行性状况或高龄等[29]。最近一项系统性回顾显示，吞咽困难与 AP 呈正相关关系（OR 9.84，95%CI 4.15~23.33）[30]。其他危险因素包括独立进食、独立口腔保健、管饲饮食、吸烟、多种伴随病、用药数量、缺失牙数量、COPD 和糖尿病等[31-32]。自然牙列患者的口腔危险因素包括缺失牙数、牙齿成对数、龋齿的情况、唾液腺或菌斑内存在的牙周致病微生物等。

近来，有一项纳入 5 家疗养院的 613 例老人的前瞻性临床研究，以分辨疗养院老年人肺炎的可变危险因素为研究目标[33]。此队列研究中，有 18% 的人患肺炎。此项研究的统计学模型显示，口腔卫生不良和吞咽困难都与肺炎相关。

7.2.4 发病机制

正常环境下，下呼吸道对吸入的细菌有防御功能[34]。上皮的黏膜纤毛层，表面含有宿主来源的黏蛋白和抗菌成分，如乳过氧化氢酶、溶菌酶和其他抗菌多肽等[35]，通过黏膜的自动调整，即上皮纤毛的不定向摆动，可以捕获来自肺的细菌。细菌表面复杂成分与机体模式识别受体（如 Toll 样受体）相互作用，通过 NFκB 信号转导路径激发炎症反应。同时，这一过程激活了巨噬细胞和中性粒细胞，引发它们吞噬入侵的细菌。

大多数肺炎都是因吸入定植在口腔和（或）上呼吸道中的感染源造成的[36-37]。睡眠时，健康人会吸入约 45%，病重患者会吸入更多[38]。上呼吸道任何病变都会增加肺炎风险，因为它们允许吸入的细菌定植在呼吸道上皮表面，这将加速引起感染事件的级联反应（图 7.1）。这些病理状况包括上呼吸道分泌物的减少等。例如，气管插管经过喉、气管进入肺，这就给细菌提供了一个绕开正常时阻止呼吸的结构（如声门）的路线（图 7.2）。另一种可能引起误吸的病变是呼吸困难，上文已经提到，它经常出

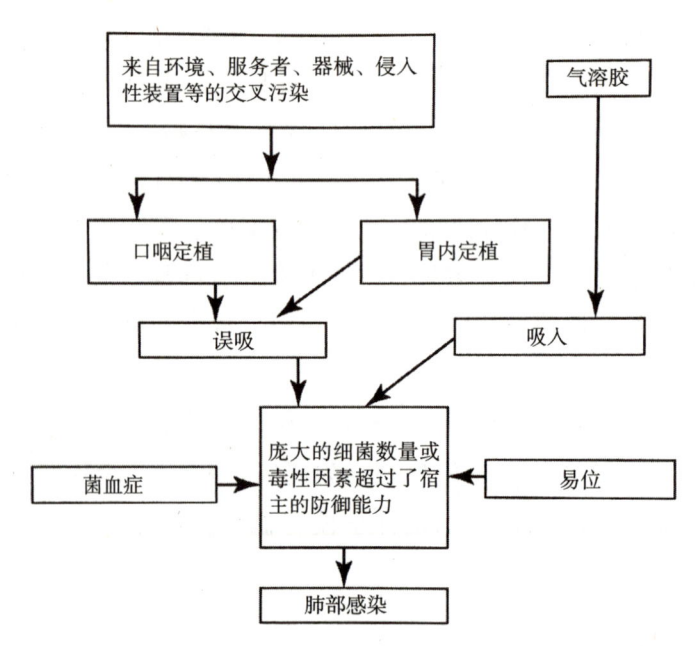

```
                ┌─────────────────────┐
                │来自环境、服务者、器械、侵入│      ┌──────┐
                │性装置等的交叉污染     │      │气溶胶│
                └─────────┬───────────┘      └───┬──┘
                    ┌─────┴─────┐               │
                    ▼           ▼               │
                ┌──────┐    ┌──────┐            │
                │口咽定植│    │胃内定植│            │
                └───┬──┘    └──┬───┘            │
                    ▼          ▼                ▼
                  ┌────┐     ┌────┐
                  │误吸│     │吸入│
                  └─┬──┘     └─┬──┘
                    ▼          ▼
         ┌─────┐  ┌──────────────────┐  ┌────┐
         │菌血症│─▶│庞大的细菌数量或   │◀─│易位│
         └─────┘  │毒性因素超过了宿   │  └────┘
                  │主的防御能力       │
                  └────────┬─────────┘
                           ▼
                      ┌────────┐
                      │肺部感染 │
                      └────────┘
```

图7.1 肺炎风险的影响因素

现在老年人中[40]。呼吸困难在疗养院的患者中也比较常见[41]，是吸入性肺炎的重要危险因素。老年人经常会出现唾液量减少，这经常是由一种或两种药物的副作用引起的，会促进微生物生物膜的形成，增加肺炎的发生风险[42]。

呼吸困难可能发生在无明显症状的吞咽困难病变时，因此被称为"隐性"呼吸[43]。当然还有其他一些病变，比如卒中和咳嗽反射受损也可能会增加这种隐性呼吸的发生频率。

大多数AP病例都是混合性感染的结果，混合性感染比单纯性感染更易传染[44]。口腔固有菌尤其是与牙周病相关的厌氧菌，经常会引发疾病[45]。口腔菌群可能会增强其他更多典型呼吸道病原菌，如肺炎链球菌、金黄色葡萄球菌或铜绿假单胞菌的致病力。通常这些细菌在普通人群口腔中的数量很少，但在高风险个体，如疗养院人群口腔内的数量却很多[46-49]。在某些医疗保健机构中，超过半数的个体口腔牙菌斑内存在这些细菌，其口腔定植率与停留在所处环境中的时间有关[25,37]。

7 口腔健康与肺炎

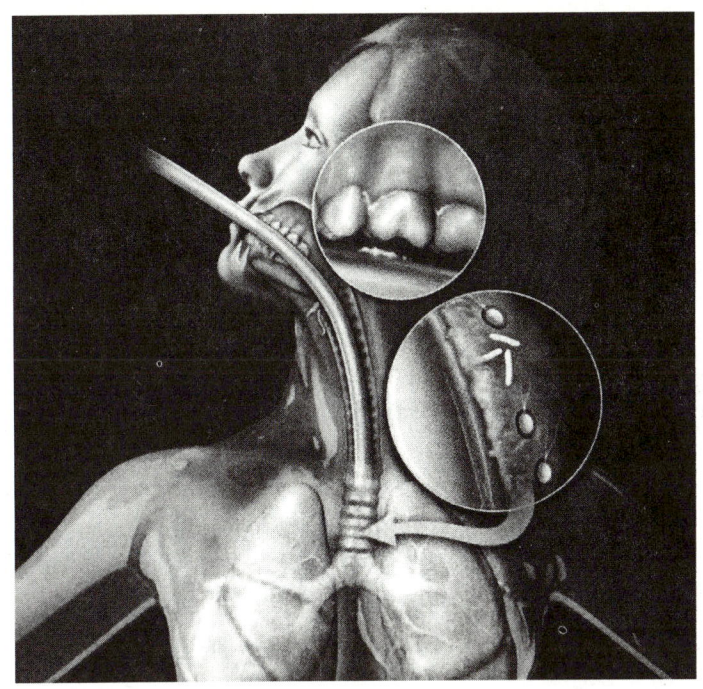

图 7.2 呼吸机相关性肺炎的感染途径。可以引发肺炎的细菌定植在牙齿的生物膜内，临近牙齿和口腔生物膜的气管内导管为其提供了一条躲避防御机制的途径。来自牙齿和口腔分泌物的细菌也可以定植在气管内的导管上，形成生物膜，随后进入低级气道引发感染（引自参考文献 [39]）

7.2.5 口腔保健和吸入性肺炎

在 20 世纪 90 年代中期以前，虽然已经了解到口腔微生物是造成疾病的感染源，但医疗和疗养机构的工作人员，都忽视了 AP 发病机制中的口腔状况，尤其是口腔卫生不良和牙周炎症的角色。当口腔微生物在肺炎发病机制中的特异性作用被揭晓后，这一情况开始发生改变。

现在的大量工作都花费在住院患者的管理上，尤其是对 ICU 内使用呼吸机的患者的管理上，因为他们有很高的肺炎患病风险[26,37]。口腔是呼吸道定植病菌的储存仓库[50-52]，也是呼吸道分泌物内的细菌的主要来源。更深度的研究也显示，提高人群口腔卫生状况，可以减少肺炎的患病风险[53-55]。

有其他研究显示，口腔可能是疗养院患者肺部感染菌的储存库[48-49,56]。需要再一次说明，老年疗养患者的口腔比流动患者的口腔更易庇护呼吸道病原菌。

现有一些证据显示，牙周病可能是老年非住院患者肺炎的相关危险因素。一项关于日本老年人的研究发现，上述住院和非住院人群患病率是不同的；同时，探诊深度超过4mm（有牙周袋）的牙齿超过10个以上的老人，比无牙周袋的老人患病风险高3.9倍[57]。

7.2.6 预防呼吸机性肺炎和吸入性肺炎的口腔护理

鉴于以上这些发现，似乎提高口腔卫生水平或进行牙周治疗，可能会阻止高风险患者AP的发生与发展。事实上，下面介绍的大量研究，都在检验这个假设。所获得的大部分关于口腔护理在阻止肺炎中的作用的研究，都是有关住院患者和使用呼吸机患者的；但是，也有几项研究是针对疗养院患者的。总体而言，对这些研究进行的客观的系统性回顾中，证据都支持口腔健康不良与肺炎间存在相关性[53,58-60]。对ICU使用呼吸机的患者和非使用呼吸机患者应用了口腔干预措施，包括局部使用抗菌剂如氯己定（CHX）和碘附等，结果显示，这些措施可以减少肺部感染的发生[53,55,58-59]。但很少有研究评估传统口腔卫生保健措施的效果。口腔局部使用CHX含漱可以减少呼吸机性肺炎的发生，甚至降低全身系统性四联抗生素的需要，减少ICU内呼吸机的使用时间[61-65]。同时，插管后早期使用CHX可以降低口腔定植菌的数量，延迟VAP的发生[66]。但不是所有研究都显示CHX对降低肺炎发生率有效[67-70]，口腔CHX灭菌及减少肺炎发生的效率还有待进一步研究。

有几项研究显示，一些病例中，机械性口腔护理与聚维酮碘联合使用，可以显著降低疗养院患者的肺炎发生风险[71-73]。一周一次的专业口腔清洁能显著降低老年人流感的发生率[74]。在护理机构内进行的专业口腔保健，应包括口腔保健师的参与，他们会对口腔保健提供直接指导，包括牙齿、

7 口腔健康与肺炎

舌头和刷牙，这可能会帮助减轻口咽部的微生物负载，减少可能被吸入下呼吸道的细菌数[75]。同时，也可以减少其他呼吸道感染如流行性感冒的患病风险[76]。

口腔清洁减少了无牙及有牙个体的肺炎发病率，显示发生医院获得性肺炎时，口腔定植菌比牙周炎等的作用大。但是，尚没有针对肺炎发病率进行牙周干预治疗的研究，因为在ICU或疗养院卧床患者中开展的临床研究较为复杂。虽然可摘义齿和无牙颌的口腔都不能给牙周病原菌提供厌氧环境，但如果无牙颌患者每天不能很好地清洁义齿，那么义齿也能如牙齿一样，成为口腔和呼吸道定植菌的储存库。

7.2.7 预防呼吸机性肺炎和吸入性肺炎的口腔护理的建议

- 每天进行口腔检查，包括牙齿、牙龈、舌头、口腔黏膜和嘴唇。
- 使用软毛牙刷，如果可以的话同时使用牙线，至少每周两次清除菌斑和碎片。
- 只在有刷牙禁忌证时（如与血小板减少有关的牙龈出血），采用拭口方案（泡沫，棉花）。
- 使用口腔漱口水，如0.12%氯己定含漱液。
- 口腔附加物的使用要最小化，如睡觉时去除义齿。
- 口腔重建以使菌斑固位力最小化。

结 论

在护理住院和疗养机构的患者时，我们有必要知道肺炎的危险因素和预防措施。控制这些人群口腔生物膜的形成，将会减少口腔分泌物中潜在的呼吸道病原菌数量，进而会降低肺炎的患病风险。与其他措施（床头的位置、提高唾液流量、接种抵抗病原菌如肺炎链球菌的疫苗、治疗吞咽困难等）联合使用后，提高口腔卫生水平会帮助控制医院和疗养院患者的下呼吸道感染。

参考文献

[1] Stein RT, Marostica PJ. Community-acquired pneumonia. Paediatr Respir Rev, 2006, 7 Suppl 1:S136–7.

[2] Lutfiyya MN, Henley E, Chang LF, et al. Diagnosis and treatment of community-acquired pneumonia. Am Fam Physician, 2006, 73(3):442–50.

[3] Jackson ML, Neuzil KM, Thompson WW, et al. The burden of community-acquired pneumonia in seniors: results of a population-based study. Clin Infect Dis, 2004, 39(11):1642–50.

[4] Almirall J, Bolíbar I, Serra-Prat M, et al. New evidence of risk factors for community-acquired pneumonia: a population-based study. Eur Respir J, 2008, 31(6):1274–84.

[5] Durrington HJ1, Summers C. Recent changes in the management of community acquired pneumonia in adults.BMJ, 2008, 336(7658):1429–33

[6] Sharma N, Shamsuddin H. Association between respiratory disease in hospitalized patients and periodontal disease: a cross-sectional study. J Periodontol, 2011, 82(8):1155–60.

[7] American Thoracic Infectious Disease Society. Guidelines for the managements of adults with hospital-acquired, ventilator-associated, and healthcare-associated pneumonia. Am J Respir Crit Care Med, 2005, 171(4):388–416.

[8] Tablan OC, Anderson LJ, Besser R, et al. Guidelines for preventing health-care--associated pneumonia, 2003: recommendations of CDC and the Healthcare Infection Control Practices Advisory Committee. MMWR Recomm Rep, 2004, 53(RR-3):1–36.

[9] Vincent JL, Bihari DJ, Suter PM, et al. The prevalence of nosocomial infection in intensive care units in Europe. Results of the European Prevalence of Infection in Intensive Care (EPIC) Study. EPIC International Advisory Committee. JAMA, 1995, 274(8):639–44.

[10] Richards MJ, Edwards JR, Culver DH, et al. Nosocomial infections in medical intensive care units in the United States. National NosocomialInfections Surveillance System. Crit Care Med, 1999, 27(5):887–92.

[11] Arozullah AM, Khuri SF, Henderson WG, et al. Development and validation of a

multifactorial risk index for predicting postoperative pneumonia after major noncardiac surgery. Ann Intern Med, 2001, 135(10):847-57.

[12] Control CD. National nosocomial infections study report. Annual summary. MMWR, 1984, 35:17SS-29.

[13] Craven DE, Barber TW, Steger KA, et al. Nosocomial pneumonia in the 1990s: update of epidemiology and risk factors. Semin Respir Infect, 1990, 5:157-72.

[14] Craven DE, Steger KA, Barber TW. Preventing nosocomial pneumonia: state of the art and perspectives for the 1990s. Am J Med, 1991, 91(3B):44S-53.

[15] Craven DE, Steger KA. Epidemiology of nosocomial pneumonia. New perspectives on an old disease. Chest, 1995, 108(2 Suppl):1S-16S.

[16] Kollef MH. The identification of ICU-specific outcome predictors: a comparison of medical, surgical, and cardiothoracic ICUs from a single institution. Heart Lung, 1995, 24:60-6.

[17] Kollef MH. Prevention of hospital-associated pneumonia and ventilator-associated pneumonia. Crit Care Med, 2004, 32(6):1396-405.

[18] Fagon JY, Chastre J, Hance AJ, et al. Nosocomial pneumonia in ventilated patients: a cohort study evaluating attributable mortality and hospital stay. Am J Med, 1993, 94(3):281-8.

[19] Lynch J, Lama V. Diagnosis and therapy of nosocomial ventilator associated pneumonia. AFC, 2000, 4(1):19-26.

[20] Rello J, Ollendorf DA, Oster G, et al. Epidemiology and outcomes of ventilator-associated pneumonia in a large US database. Chest, 2002, 122(6):2115-21.

[21] Mylotte JM. Nursing home-acquired pneumonia. Clin Infect Dis, 2002, 35(10):1205-11.

[22] Crossley KB, Thurn JR. Nursing home-acquired pneumonia. Semin Respir Infect, 1989, 4(1):64-72.

[23] Muder RR. Pneumonia in residents of long-term care facilities: epidemiology, etiology, management, and prevention. Am J Med. 1998, 105(4):319-30.

[24] Marik PE. Aspiration pneumonitis and aspiration pneumonia. N Engl J Med, 2001, 344(9):665-71.

[25] Shay K, Scannapieco FA, Terpenning MS, et al. Nosocomial pneumonia and oral health. Spec Care Dentist, 2005, 25(4):179-87.

[26] Raghavendran K, Mylotte JM, Scannapieco FA. Nursing home-associated pneumonia,

hospital-acquired pneumonia and ventilator-associated pneumonia: the contribution of dental biofilms and periodontal inflammation. Periodontol 2000, 2007, 44:164-77.

[27] Lanspa MJ, Jones BE, Brown SM, et al. Mortality, morbidity, and disease severity of patients with aspiration pneumonia. J Hosp Med, 2013, 8(2):83-90.

[28] Marik PE, Kaplan D. Aspiration pneumonia and dysphagia in the elderly. Chest, 2003, 124(1):328-36.

[29] Langmore SE, Skarupski KA, Park PS, et al. Predictors of aspiration pneumonia in nursing home residents. Dysphagia, 2002, 17(4):298-307.

[30] van der Maarel-Wierink CD, Vanobbergen JN, Bronkhorst EM, et al. Meta-analysis of dysphagia and aspiration pneumonia in frail elders. J Dent Res, 2011, 90(12):1398-404.

[31] Langmore SE, Terpenning MS, Schork A, et al. Predictors of aspiration pneumonia: how important is dysphagia? Dysphagia, 1998, 13(2):69-81.

[32] Terpenning MS, Taylor GW, Lopatin DE, et al. Aspiration pneumonia: dental and oral risk factors in an older veteran population. J Am Geriatr Soc, 2001, 49(5):557-63.

[33] Quagliarello V, Ginter S, Han L, et al. Modifiable risk factors for nursing home-acquired pneumonia. Clin Infect Dis, 2005, 40(1):1-6.

[34] Gellatly SL, Hancock RE. Pseudomonas aeruginosa: new insights into pathogenesis and host defenses. Pathog Dis, 2013, 67(3):159-73.

[35] Gerson C, Sabater J, Scuri M, et al. The lactoperoxidase system functions in bacterial clearance of airways. Am J Respir Cell Mol Biol, 2000, 22(6):665-71.

[36] Johanson WG, Dever LL. Nosocomial pneumonia. Intensive Care Med, 2003, 29(1):23-9.

[37] Scannapieco FA. Role of oral bacteria in respiratory infection. J Periodontol, 1999, 70(7):793-802.

[38] Scheld WM. Developments in the pathogenesis, diagnosis and treatment of nosocomial pneumonia. Surg Gynecol Obstet, 1991, 172 Suppl:42-53.

[39] Scannapieco FA, Frawley NP. Control of the oral microbial flora to prevent pneumonia in special patient populations. Inside Dent, 2007, 3(Sp Is 1):13-7.

[40] Eisenstadt SE. Dysphagia and aspiration pneumonia in older adults. J Am Acad Nurse Pract, 2010, 22(1):17-22.

[41] Park YH, Han HR, Oh BM, et al. Prevalence and associated factors of dysphagia in

nursing home residents. Geriatr Nurs, 2013, 34(3):212–7.

[42] Gupta A, Epstein JB, Sroussi H. Hyposalivation in elderly patients. J Can Dent Assoc, 2006, 72(9):841–6.

[43] Ramsey D, Smithard D, Kalra L. Silent aspiration: what do we know? Dysphagia, 2005, 20(3):218–25.

[44] Kimizuka R, Kato T, Ishihara K, et al. Mixed infections with Porphyromonas gingivalis and Treponema denticola cause excessive inflammatory responses in a mouse pneumonia model compared with monoinfections. Microbes Infect, 2003, 5(15):1357–62.

[45] Bartlett JG. Anaerobic bacterial infection of the lung. Anaerobe, 2012, 18(2):235–9.

[46] Pan Y, Teng D, Burke AC, et al. Oral bacteria modulate invasion and induction of apoptosis in HEp-2 cells by Pseudomonas aeruginosa. Microb Pathog, 2009, 46(2):73–9.

[47] Li Q, Pan C, Teng D, et al. Porphyromonas gingivalis modulates Pseudomonas aeruginosa-induced apoptosis of respiratory epithelial cells through the STAT3 signaling pathway. Microbes Infect, 2013, 16:17–27.

[48] Russell SL, Boylan RJ, Kaslick RS, et al. Respiratory pathogen colonization of the dental plaque of institutionalized elders. Spec Care Dentist, 1999, 19:1–7.

[49] Sumi Y, Miura H, Michiwaki Y, et al. Colonization of dental plaque by respiratory pathogens in dependent elderly. Arch Gerontol Geriatr, 2007, 44(2):119–24.

[50] Scannapieco FA, Stewart EM, Mylotte JM. Colonization of dental plaque by respiratory pathogens in medical intensive care patients. Crit Care Med, 1992, 20(6):740–5.

[51] El-Solh AA, Pietrantoni C, Bhat A, et al. Colonization of dental plaques: a reservoir of respiratory pathogens for hospital-acquired pneumonia in institutionalized elders. Chest, 2004, 126(5):1575–82.

[52] Heo SM, Haase EM, Lesse AJ, et al. Genetic relationships between respiratory pathogens isolated from dental plaque and bronchoalveolar lavage fluid from patients in the intensive care unit undergoing mechanical ventilation. Clin Infect Dis, 2008, 47(12):1562–70.

[53] Azarpazhooh A, Leake JL. Systematic review of the association between respiratory diseases and oral health. J Periodontol, 2006, 77(9):1465–82.

[54] Labeau SO, Van de Vyver K, Brusselaers N, et al. Prevention of ventilator-associated pneumonia with oral antiseptics: a systematic review and meta-analysis. Lancet Infect Dis,

2011, 11(11):845-54.

[55] Shi Z, Xie H, Wang P, et al. Oral hygiene care for critically ill patients to prevent ventilator-associated pneumonia. Cochrane Database Syst Rev, 2013, 8:CD008367.

[56] Didilescu AC, Skaug N, Marica C, et al. Respiratory pathogens in dental plaque of hospitalized patients with chronic lung diseases. Clin Oral Investig, 2005, 9(3):141-7.

[57] Awano S, Ansai T, Takata Y, et al. Oral health and mortality risk from pneumonia in the elderly. J Dent Res, 2008, 87(4):334-9.

[58] Scannapieco FA, Bush RB, Paju S. Associations between periodontal disease and risk for nosocomial bacterial pneumonia and chronic obstructive pulmonary disease. A systematic review. Ann Periodontol, 2003, 8(1):54-69.

[59] Chan EY, Ruest A, Meade MO, et al. Oral decontamination for prevention of pneumonia in mechanically ventilated adults: systematic review and meta-analysis. Br Med J, 2007, 334(7599):889.

[60] Roberts N, Moule P. Chlorhexidine and tooth-brushing as prevention strategies in reducing ventilator-associated pneumonia rates. Nurs Crit Care, 2011, 16(6):295-302.

[61] DeRiso 2nd AJ, Ladowski JS, Dillon TA, et al. Chlorhexidine gluconate 0.12% oral rinse reduces the incidence of total nosocomial respiratory infection and nonprophylactic systemic antibiotic use in patients undergoing heart surgery. Chest, 1996, 109(6):1556-61.

[62] Genuit T, Bochicchio G, Napolitano LM, et al. Prophylactic chlorhexidine oral rinse decreases ventilator-associated pneumonia in surgical ICU patients. Surg Infect (Larchmt), 2001,2(1):5-18.

[63] Fourrier F, Cau-Pottier E, Boutigny H, et al. Effects of dental plaque antiseptic decontamination on bacterial colonization and nosocomial infections in critically ill patients. Intensive Care Med, 2000, 26(9):1239-47.

[64] Koeman M, van der Ven AJ, Hak E, et al. Oral decontamination with chlorhexidine reduces the incidence of ventilator-associated pneumonia. Am J Respir Crit Care Med, 2006, 173(12):1348-55.

[65] Munro CL, Grap MJ, Jones DJ, et al. Chlorhexidine, toothbrushing, and preventing ventilator-associated pneumonia in critically ill adults. Am J Crit Care, 2009, 18(5):428-37.

[66] Grap MJ, Munro CL, Elswick Jr RK, et al. Duration of action of a single, early oral

application of chlorhexidine on oral microbial flora in mechanically ventilated patients: a pilot study. Heart Lung, 2004, 33(2):83-91.

[67] Fourrier F, Dubois D, Pronnier P, et al. Effect of gingival and dental plaque antiseptic decontamination on nosocomial infections acquired in the intensive care unit: a double-blind placebo-controlled multicenter study. Crit Care Med, 2005, 33(8):1728-35.

[68] Houston S, Hougland P, Anderson JJ, et al. Effectiveness of 0.12% chlorhexidine gluconate oral rinse in reducing prevalence of nosocomial pneumonia in patients undergoing heart surgery. Am J Crit Care, 2002, 11(6):567-70.

[69] Panchabhai TS, Dangayach NS, Krishnan A, et al. Oropharyngeal cleansing with 0.2% chlorhexidine for prevention of nosocomial pneumonia in critically ill patients: an open-label randomized trial with 0.01% potassium permanganate as control. Chest, 2009, 135(5):1150-6.

[70] Scannapieco FA, Yu J, Raghavendran K, et al. A randomized trial of chlorhexidine gluconate on oral bacterial pathogens in mechanically ventilated patients. Crit Care, 2009, 13(4):R117.

[71] Adachi M, Ishihara K, Abe S, et al. Effect of professional oral health care on the elderly living in nursing homes. Oral Surg Oral Med Oral Pathol Oral Radiol Endod, 2002, 94(2):191-5.

[72] Yoneyama T, Hashimoto K, Fukuda H, et al. Oral hygiene reduces respiratory infections in elderly bed-bound nursing home patients. Arch Gerontol Geriatr, 1996, 22:11-9.

[73] Yoneyama T, Yoshida M, Ohrui T, et al. Oral care reduces pneumonia in older patients in nursing homes. J Am Geriatr Soc, 2002, 50(3):430-3.

[74] Molloy J, Wolff LF, Lopez-Guzman A, et al. The association of periodontal disease parameters with systemic medical conditions and tobacco use. J Clin Periodontol, 2004, 31(8):625-32.

[75] Ishikawa A, Yoneyama T, Hirota K, et al. Professional oral health care reduces the number of oropharyngeal bacteria. J Dent Res, 2008, 87(6):594-8.

[76] Abe S, Ishihara K, Adachi M, et al. Oral hygiene evaluation for effective oral care in preventing pneumonia in dentate elderly. Arch Gerontol Geriatr, 2006, 43:53-64.

8 阿尔茨海默病与牙周病

Angela R. Kamer, Ronald G. Craig, Mony J. de Leon

8.1 引 言

阿尔茨海默病（AD）是造成痴呆的最主要原因之一[1]。仅在美国，大约就有 5300 万人被诊断为 AD[2]，同时因为国家人口趋向老龄化，发病率将会随着年龄的增长而持续增加。2015 年的报道称，1/9 年龄超过 65

A.R. Kamer, DMD, MS, PhD(✉)
Department of Periodontology and Implant Dentistry, New York University College of Dentistry, New York, NY, USA
e-mail: angela.kamer@nyu.edu

R.G. Craig, DMD, PhD
Department of Periodontology and Implant Dentistry, New York University College of Dentistry, New York, NY, USA

Department of Basic Sciences and Craniofacial Biology, New York University College of Dentistry, New York, NY, USA
e-mail: ron.craig@nyu.edu

M.J. de Leon, EdD, Professor
Department of Psychiatry, Director Center for Brain Health, New York University Langone Medical Center, New York, NY, USA
e-mail: mony.deleon@med.nyu.edu

© Springer-Verlag Berlin Heidelberg 2016
R.G. Craig, A.R. Kamer (eds), *A Clinicain's Guide to Systemic Effects of Periodontal Diseases*, DOI 10.1007/978-3-662-49699-2_8

岁的人和 1/3 年龄超过 85 岁的人都患有 AD；年龄在 66~75% 及 ≥ 85 岁组，新产生的 AD 患者分别为 61 000 例和 240 000 例[2]。值得注意的是，AD 在美国的致死原因中排第 9 位，在乳腺癌和结肠癌之前；在致残原因中排第 12 位[3]。据估计，若将 AD 发病推迟 5 年的话，50 年后的发病率会降低 50%。毫无疑问，当人们年龄和寿命增加时，AD 的发病率也会增加，50 年内，预计将有 1600 万人会遭受 AD 的病痛折磨[4]。尽管以上的统计数据会让 AD 成为公众健康的主要关注点，但 AD 的发病率并不会因此而显著降低，除非出现理想的办法阻止或减缓 AD 的进程。因此，打破陈规的努力和鉴别有关 AD 发生与发展的可变因素，就显得非常急迫和重要了。

AD 有两种类型：早发型 AD 在人群中的比例不到 5%，且是由基因决定的[5]；迟发型或散发型 AD（LOAD）是 AD 的主要发病类型，被认为是多种基因和环境交互作用的结果[6-7]。正如动脉粥样硬化和高血压一样，AD 也被认为是经过了多年持续发展的潜伏过程才发病，若要确定疾病易感性和预防方法，则必须首先明白基因与环境因素在 AD 发病机制中的相对作用。尽管年龄、种族、家族史、疾病易感基因（如伴 ε4 等位基因的 Apoe[5]）等危险因素是不可变的，但环境是可以改变的危险因素，可以作为治疗的一个目标。我们虽然做了许多努力，试图了解 AD 的发病机制，但迄今没有药物可以改变 AD 的发病过程。因此，当前的工作重点放在了了解环境危险因素的作用上。阿尔茨海默病协会已经了解到的危险因素有脑血管疾病、高血压、糖尿病、肥胖、吸烟、抑郁、精神压力和颅脑外伤史等[8]。除这些已知因素外，新的因素如牙周病也被认为与 AD 的发病机制有关。单个危险因素的清除可能不会产生重大影响，但如果几种因素同时被清除，AD 的发病就有可能被抑制或推迟[9]。哪怕仅仅将 AD 的发病推迟 1 年，都会产生重大意义[10]。以此为目标，本章的目的是简要总结现在我们对 AD 发病机制的了解，以及牙周病与 AD 有潜在相关性的证据。

8.2 AD 的临床诊断

近 30 年来，临床对 AD 可能的诊断皆采用由美国国立神经交流障碍与卒中协会（NINCDS）和阿尔茨海默病及相关疾病协会（ADRDA）工作组（NINCDS-ADRDA）颁布的标准。在这个标准中，AD 的诊断建立在痴呆症状的基础上，包括认知行为衰退，引起干扰日常生活的一系列症状和体征。尽管痴呆类型决定症状和体征的特异性，但所有痴呆类型都有几个共同的症状：健忘、计划和执行任务困难、面孔及定向物识别障碍、交流困难和行为改变。但是，AD 的确切诊断需要经过神经病理学评估。

近来，美国老年研究所（NIA）和阿尔茨海默病协会（AA）组成的工作小组更新了诊断标准，新的诊断标准承认 AD 的病理生理过程出现在生命早期，可以出现在意识正常（NL）的个体中，也可以出现在轻度意识障碍（MCI）的个体中。为了诊断 AD，NIA-AA 提出使用以下诊断等级组：①怀疑为 AD 痴呆；②可能为 AD 痴呆；③怀疑或可能的 AD 痴呆伴 AD 病理生理过程的证据[11]。前两个等级临床经常用到；第 3 个等级标准包含了 AD 特异性生物标记物证据，这需要一些技术支持，如通过腰椎穿刺进行影像或脑脊液（CSF）分析等，这些技术将被用在研究中。这些小组使用的共同诊断标准包括：

- 至少存在两种以下认知或行为损伤的痴呆症状（在上文中已有定义）：记忆、执行功能、视觉空间、语言、行为或性格。
- 痴呆是逐步发生的，不是急性发作的。这和其他急发性意识障碍（例如谵妄）的痴呆症状不同。
- 尽管痴呆的过程不完全一致，但都是进展性过程。
- 痴呆症状不是由心血管疾病、路易小体形成、额颞叶病变或颅脑受损状况（如肿瘤、药物）引起的。因此这些病变应被排除在外。
- 若存在认知减退的体征和已知为 AD 病因的基因突变（基因包括 *APP*、*PSEN*1 和 *PSEN*2），则会强化诊断。

当痴呆表现不典型或出现综合症状时，需要对可能的 AD 痴呆进行分级。伴随 AD 病理生理过程证据的"疑似或可能 AD"痴呆被认定为"疑似或可能 AD"临床诊断的关键特征，存在着 AD 特异性病理生理过程的证据。这些证据包括 AD 特异性生物标记物的存在，它们被分为：①与 Aβ 蓄积相关的生物标记物；②与 tau 病变相关的生物标记物；③与神经损伤有关的生物标记物。Aβ 蓄积的标志是个体脑脊液中 Aβ 水平的降低，和（或）PET 影像显示的配体蓄积增加，如（C-11）-[2-（4-甲基-氨基苯基）-1,3-苯并噻唑-6-ol]、B 型匹兹堡复合物（PiB）、florbetapir F18、flutemetamol F18、florbetaben F18 等。这些配体与脑部纤维状淀粉样蛋白结合，且与脑部淀粉样蛋白蓄积有关。Tau 病变转化可以增加脑脊液中 P-tau（磷酸化 tau）和 T-tau（总 tau）的水平。最近有临床试验使用 PET 测定 tau 水平。因神经退变而增加的标志有（18F）FDG PET 信号转导（脑糖代谢）的减少和 MRI 显示的脑萎缩。

MCI 是 NL 和痴呆的一种中间状态，且有进展为 AD 的高风险性。MCI 被认为是症状性前痴呆期，患者会表现为记忆力、执行能力、注意力、语言或视觉功能的障碍。但是，他们没有痴呆症状，他们的意识损伤不影响日常活动。目前认为，MCI 的临床症状是由 AD 的病理生理特点造成的，除临床表现外，MCI 还会出现 AD 特异性生物标记物[12]。临床前 AD 也包括表达 AD 特异性生物标记物的认知意识正常[13-14]。但是，生物标记物仅使用在调查研究中，未使用在临床检查中。

8.3 AD 的治疗

目前公认的 FDA 治疗针对的都是症状而不是病因。近年来使用的两组药物是乙酰胆碱酯酶抑制剂和门冬氨酸（NMDA）受体拮抗剂。乙酰胆碱酯酶抑制剂通过阻止乙酰胆碱的降解来发挥作用，但这会增加乙酰胆碱在突触间隙的堆积，延长胆碱的神经传递过程。尽管也可以使用多奈哌齐，但乙酰胆碱酯酶抑制剂有效期为 2~5 年，且经常针对轻至中度的 AD。NMDA 受体拮抗剂能干扰门冬氨酸受体持续激活的过程，进而帮助神经行使功能。非竞争性 NMDA- 受体拮抗剂美金胺则是通过调节谷氨酸盐活性来发挥作用。美金胺或许对中至重度疾病有效，但效应期短暂。最近提出可以联合使用多奈哌齐和美金胺来治疗中重度 AD。除认知行为外，AD 患者可能会表现出其他症状，如抑郁、暴躁、精神运动性激动和精神症状等。乙酰胆碱酯酶抑制剂和 NMDA 受体拮抗剂通常不会引发口腔并发症，但是治疗抑郁和精神症状的药物会引发口腔并发症，如唾液过少、口腔干燥等相关后遗症。

8.4 AD 的发病机制

AD 的病理学特点是老年斑、神经元纤维缠结、神经元和突触功能障碍、神经元丢失等。脑实质内的老年斑是细胞外 β-淀粉样肽（Aβ）的聚集物[15]。老年斑的形成与激活的神经胶质细胞、反应性星形胶质细胞和炎性分子有关[16]。Aβ 的聚集会刺激脑血管壁，形成淀粉样脑血管病。神经元纤维缠结由细胞内神经元聚集形成，成分为磷酸化 tau 蛋白[17]。肉眼可见，有几个部位会发生神经元丢失和脑萎缩，比如海马区、颞叶和顶叶，这会造成皮质变薄、脑室扩张。被观察到的第一个萎缩部位是海马区，我们在 1989 年的《柳叶刀》上发表了这一发现，在 1991 年又进行了重复发表。之后萎缩区扩展到了新皮质层。尽管尚未完全了解 AD 的发病机制，但学者们认为 AD 从 30 岁就开始发生，之后一直持续进展。目前解释 AD 发病机制最突出的两种学说就是淀粉样蛋白学说和炎症学说。

淀粉样蛋白学说假定，在 AD 发生初期，Aβ 在脑内沉积，引发一系列级联反应，从而引起神经元退行性变和神经元死亡；Aβ 止血机制的损伤引起 Aβ 在海马和脑血管内沉积。现已提出几种 Aβ 合成与清除的机制，包括中枢合成增加、中枢退化、脑淀粉样蛋白清除减少[18]、周围合成增

8 阿尔茨海默病与牙周病

加[19]、周围退化的减少和这些机制的联合（图 8.1）[20]。有大量基因研究的证据，证明了脑淀粉样蛋白合成增加在 AD 中的角色。几种早发型 AD 患者存在基因突变，这种突变会造成脑淀粉样蛋白合成增加。在迟发型 AD 患者中，尽管无法排除脑淀粉样蛋白合成增加的原因，但聚集的多数原因是清除量减少[21-22]。周围型 Aβ 对脑淀粉样蛋白聚集的作用难以确定，目前的研究正在此领域进行积极探索。

除了大脑可以合成 Aβ 外，周围组织也可合成 Aβ。尽管能合成 Aβ 的周围组织无处不在，但主要的合成组织是血小板、内皮细胞、肝脏和肌肉。多达 90% 的周围型 Aβ 都是由血小板合成的。血小板激活时 APP 会裂解成 Aβ 多肽。释放的裂解产物随后被储存在血小板的 α 颗粒中，再被释放进循环系统，因此形成了 Aβ 的全身储存库[23]。

将淀粉样蛋白从脑部清除是一个复杂、多模式的过程，需要多种代谢

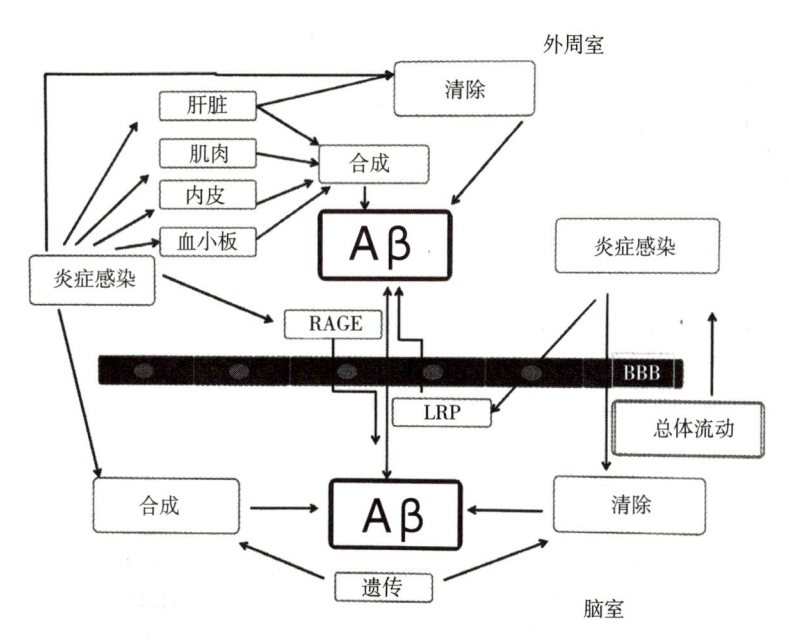

图 8.1 外周性炎症或感染促进淀粉样蛋白调控的示意图。多种原因造成了脑内 Aβ 的积聚，包括中枢和周围神经系统 Aβ 的合成与清除。BBB= 血脑屏障。RAGE= 糖化末端产物感受器（调节 Aβ 转运入脑）。LRP= 相关感受器蛋白

途径相结合。除酶降解和胶质细胞吞噬外，还包括将 Aβ 通过血脑屏障直接转运至脑脊液中，经过静脉间、间质液和外周淋巴系统的整体流动而吸收。其他转运途径还包括视神经和嗅神经路径。这些路径对 Aβ 的特异性清除作用尚不完全清楚，有待进一步研究。动物模型显示，大多数 Aβ 的清除发生在血脑屏障内，低密度脂蛋白受体相关蛋白1（LRP1）转运受体在这个活跃的机制中发挥着重要作用。

炎症学说是 AD 发病机制的第二个突出学说[24]。此学说认为，炎症是 AD 发病机制中的病因（初始因素）或促进因素（继发因素）。动物模型中，急性及慢性炎症可以引起与 AD 相关的病变[25]和认知减退。与之呼应，其他研究也显示，与 AD 有关的分子，例如 Aβ、p-tau 和退化的神经元等，就是自身的促炎因子。无论颅脑炎症是病因还是促进因素，其特征都是自我增强式的正反馈循环，在此循环中，促炎分子包括肿瘤坏死因子（TNF）-α、自介素（IL）-1β、IL-6 和 C 反应蛋白（CRP）等[26]，可经过旁分泌和（或）自分泌途径刺激神经胶质细胞产生更多的炎症和病原分子，如 Aβ 42 和 P-tau 等，或减少它们的清除[27-28]。多项体外和动物研究都支持细胞因子和脂多糖（LPS）在 Aβ 的产生和 tau 磷酸化中有重要作用。在体外研究中，TNF-α、IL-1β、IL-6 可以刺激 Aβ 42 的合成和 tau 蛋白磷酸化；同时 Aβ 42 和 P-tau 可以通过神经胶质细胞和补体路径的激活，来增加 TNF-α、IL-1β、IL-6 的分泌量。在动物研究中，与 LPS 有关的炎症会引起大脑淀粉样蛋白的沉积，tau 磷酸化，Aβ 会增加神经胶质细胞细胞因子的分泌量，从而加重认知功能障碍。

更重要的是，也有来自临床试验和研究的证据，支持炎症在 AD 中发挥作用。老年斑与抗体反应能阻止 TNF-α、IL-1β、IL-6、CRP、补体蛋白和反应性星形胶质细胞的生成；同时，小神经胶质细胞的激活也与老年斑有关。CRP 水平的升高增加了不同人群发生 AD 和认知减退的风险。促炎性细胞因子是 AD 的预测因子，也被进行了深入研究[29]，但是一些研究报道的结果却相互矛盾[30]。出于数种原因，研究结果间的差异是可以理解的。细胞因子在调节认知方面作用重大，这种效应由浓度和时间决定[31]；

8 阿尔茨海默病与牙周病

它们也对治疗和淀粉样蛋白的吞噬有良性作用。此外,炎症是多种相互作用的信号转导和效应路径的总体表现,因此,个别促炎细胞因子的增加或减少,可能不代表其他炎性细胞因子有协同或促进作用。大多数流行病学研究调查仅筛选了IL-6、IL-1β和TNF-α几种细胞因子,因此在炎症方面的代表性非常有限。

周围性炎症可以显著加重全身系统性炎症程度,它们可来源于心血管疾病、糖尿病、肥胖和代谢综合征等,都被认为与AD和认知功能障碍有关,也被认为是AD的危险因素。巨细胞病毒、幽门螺杆菌、螺旋体和单纯疱疹病毒造成的感染也被认为与AD和认知功能障碍有关。

AD也与炎症或免疫基因的基因多态性相关。例如,以IL-1α-889和IL-1β+3953多态性为特点的复合基因型,会将AD的发生风险提高11倍[32],这可能是由IL-1水平升高引起的[33]。此外,全基因组关联研究也发现,免疫和炎症基因 PICALM、CLU、CR1、CR2、TREM2、CD33 的多态性与AD相关。有趣的是,我们的研究显示,牙周炎患者比未患牙周炎患者的认知水平更低[34];且在牙周炎患者中,有IL-1082AA/AG基因型的患者比有IL-1082GG基因型的患者或未患牙周炎患者的认知水平更低[35];这是因为与IL-1082GG基因型相比,IL-1082AA/AG可以减少抗炎性细胞因子IL-10的分泌。这项研究结果提示,当周围性感染与加重炎症反应的基因型相关时,它可能会显著影响颅脑。

8.5 AD发病机制中的周围性炎症机制

大脑是一个特殊部位,健全的血脑屏障保持着大脑内环境的稳定。但是,周围型促炎分子和细菌及细菌产物,却可以通过两种机制进入颅内:循环系统和(或)神经通路[36]。周围型促炎分子还可以进入大脑的中枢神经系统,那里缺乏血脑屏障如脑室周围器官等。促炎分子可以穿过血脑屏障的有孔毛细血管,借助细胞因子特异性转运蛋白或活性大脑内皮细胞,诱导近脑腔室部位（脑干）产生细胞因子、一氧化氮和前列腺素类分子等活性物质。此外，血脑屏障可以表达 Toll 样受体，包括 TLRs1-4 和 LTR-6[37]，这显示病原相关分子模式如 LPS- 内毒素可以经过血脑屏障的刺激影响大脑。一旦进入脑内，促炎因子可能会直接增加局部促炎因子的量，间接提高大脑细胞因子储存的释放，刺激神经胶质细胞合成更多的促炎因子[38]。

神经元也会提供一条解剖路径，经此通路周围型细胞因子或细菌或细菌产物可以到达大脑[39]。例如，三叉神经元可以表达 TLR-4 和 CD14，这可以与外周性 LPS 相结合[40]。口腔领域的研究已经证实了这个机制，即将白介素 IL-1β 注入小鼠的软腭，会引起发热反应，当截断双侧舌咽神经时，反应会显著减弱[41]。

促炎因子和细菌及细菌产物通过增加 Aβ 合成促进 AD 发生[42]，阻断血脑屏障和（或）β 淀粉样蛋白的运输[43]，引发 tau 蛋白磷酸化，降低突触连接强度，减少神经元退变，最终促发认知功能下降[44]。与这些机制一致，我们认为牙周炎——一种具有显著炎性和感染性的慢性疾病——与脑内淀粉样蛋白积聚有关，积聚量可根据 B 型匹兹堡复合物（PiB）的摄入量来测定[45]。此外，牙周病患者中枢神经系统内的 P-tau 和 t-tau 含量均有所升高（数据未发表），再次显示炎症和炎症背景可以促发 AD 相关性病变。如果在老龄或基因诱因中，神经胶质细胞是出现的主要细胞，那么外周产生的促炎因子的刺激会进一步放大该效应。

8.6 AD 和牙周炎

牙周炎是一种慢性、多微生物感染的、炎症性疾病。仅在美国，大约有 1.41 亿 ≥ 30 岁的成年人患牙周炎，占有牙成年患者的 46%，其中 9%~12% 的患者是重度牙周炎患者[46]。除成年人外，2%~3% 的儿童也患有牙周炎，另有 0.2%~2% 患有侵袭性牙周炎[47]。

我们的研究结果，以及其他一系列基于暴露指数和研究设计的数据显示，牙周感染程度与认知损伤、认知减退、痴呆和 AD 有关，且在统计学上存在轻至中等强度的比值比和风险比[34,45,48]。借助 NGANES Ⅲ 的数据，有研究发现，抗牙龈卟啉单胞菌抗体的高浓度与认知功能降低有关[49]；此外，抗伴放线聚集杆菌、福赛坦菌、齿垢密螺旋体的抗体浓度可以在 AD 确诊之前帮助预计其发生时间[50]。整体而言，这些研究都强力支持牙周炎的感染和（或）免疫应答在 AD 发病机制中有着重要作用。牙周炎的最终结果是牙齿缺失，这个指数已经成为牙周病存在和治疗结果的代表性指数。鉴于牙周病在人群中的高发率，即使牙周病对患 AD 的风险影响不大，牙周病干预治疗可能阻止的 AD 患病人数也是非常惊人的。

8.7　牙周病对 AD 的拟建效应模型

本书第 2 章阐述了牙周病的发病机制。在 AD 发病过程中，牙周病的主要作用是加重自体炎症和感染负担，这两者可以引起颅脑炎症，增加 AD 特异性病原引起神经元退变，引起认知减退，从而与 AD 发病机制关联。AD 特异性病原最早可出现在 30 岁时，因此牙周病对 AD 的相关影响可以出现在 AD 之前或整个病变进程中（图 8.2）。

牙周病菌经常会进入循环系统。当牙周炎存在时，在进行与口腔组织相关的操作和日常清洁（如使用牙线、刷牙和咀嚼）期间，都可能发生菌血症。正常生理状况下，在被免疫系统清除前，菌血症约能持续 30min。但是，如果免疫应答减弱，关键病原菌（如牙龈卟啉单胞菌、福赛拟杆菌和齿垢密螺旋体）可以逃避免疫应答，破坏免疫系统，迁移到远隔部位如颅脑等，进而引发局部炎症。同时它们也可以辅助其他细菌做出同样的行为。几种牙周病原菌都可以侵袭临近组织。病原菌还能侵袭单核细胞，利用这些细胞作为转运载体到达颅脑[51]。牙周局部的关键病原菌能持续引发菌群失衡，使局部一直处于炎性环境中，因此这个恶性循环可能会一直持续下去。

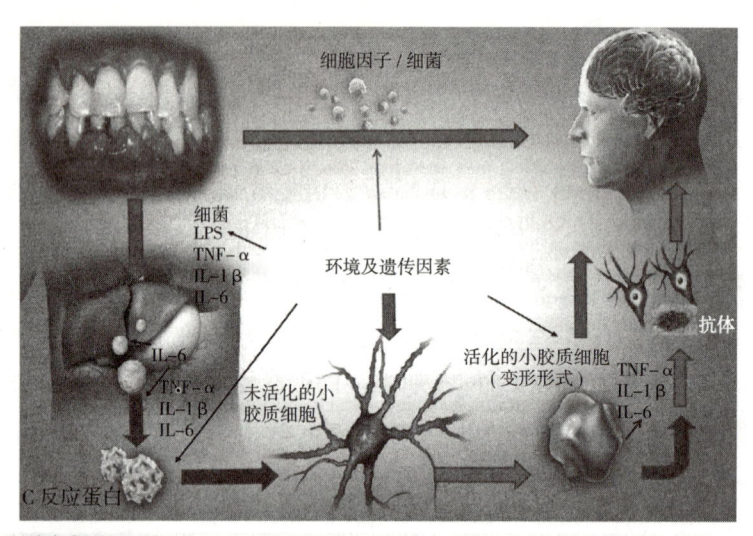

图 8.2 牙周病促进 AD 进展的示意图。在中枢神经系统，AD 发病的基础是以促炎因子水平升高为特征的大脑炎症。牙周病来源的促炎分子和细菌产物可以通过循环系统和（或）神经路径进入大脑的炎症仓库。大脑内，促炎分子可能会刺激神经胶质细胞合成更多的促炎细胞因子，增加 AD 特异性病原，诱导神经退行性变，随后引发认知能力下降。AD= 阿尔茨海默病

感染引发的对 AD 的影响已经被系统地评述过[52]。Miklossy 提出，口腔螺旋菌也可能会侵袭颅脑，造成认知损伤。事实上，Riviere 等在 16 例 AD 病例中，发现超过 90% 的个体颅脑内都能检测出 6 种不同的密螺旋体[53]。此外，AD 患者颅脑中也可以检测到牙龈卟啉单胞菌的 LPS[54]。

中至重度牙周炎与以 IL-1β、IL-6、TNF-α 和 CRP 水平升高为特点的全身系统性炎症程度增加密切相关[55]。事实上，牙周炎患者体内 CRP 水平升高到一定程度时，就会被认为是心血管疾病的高危因素。与牙周感染和全身系统性炎症指数缺乏相比，当宿主对牙周病原菌的感染应答强烈时，牙周病的全身影响会显著增加[56]，这显示宿主对感染的免疫应答意义重大[57-59]。

有研究发现，细胞因子和 LPS 可以持续刺激脑内合成淀粉样蛋白，引发认知损伤[60]。螺旋体可以促进淀粉样蛋白在颅脑沉积，引起认知减退[52]；同时可能会引起 tau 磷酸化[45]，这与我们的研究结果是一致的[45]。

除中枢影响外，源自外周的促炎因子[61]和细菌及其产物还可能会通过增加外周淀粉样蛋白产量和（或）上调转运至颅内的水平来发挥它们的影响。尽管证实这个学说的绝对证据尚不存在，但存在几种待研究的可能证据。牙周病与血小板激活有关[62]，而血小板激活会增加 APP 的合成，因此牙周病中血小板的激活可能会引起外周 Aβ 产量的增加。另一种促进颅内淀粉样蛋白积聚的可能机制是 Aβ 转运至颅内水平的上调。牙周产生的炎症分子或者细菌或细菌产物可以上调 RAGE 水平，这可能会增加 Aβ 流入颅脑的量。众所周知，细菌产物和炎症分子可以增加 RAGE 的产量[63]，这在非糖尿病患者中已经被证实[64]。此外，非糖尿病相关的牙周炎动物模型也显示 RAGE 含量有所增加。AGE 是 RAGE 的一种配体，在牙周炎患者体内，RAGE 和 AGE 的正反馈调节会增强。

综上所述，我们提出牙周病可能是 AD 的持续性危险因素。证实这一假设，需要开展纵向队列研究以评估这些因素的作用以及它们对 AD 发病的预防效应；同时，开展这些研究还需要临床医生和来自医疗及口腔领域的流行病学家的合作。我们认为，这些研究难以完成且花费巨大，但是，获益将远大于解决这些困难的花费。

参考文献

[1] Green RC, Cupples LA, Go R, et al; MIRAGE Study Group. Risk of dementia among white and African American relatives of patients with Alzheimer disease. JAMA, 2002, 287(3):329-36.

[2] Alzheimer's A. Alzheimer's disease facts and figures. Alzheimers Dement, 2015, 11(3):332-84.

[3] Murray CJ, Belange AJ, Ali MK, et al. The state of US health, 1990-2010: burden of diseases, injuries, and risk factors. JAMA, 2013, 310(6):591-608.

[4] Hebert LE, Scherr PA, Bienias JL, et al. Alzheimer disease in the US population: prevalence estimates using the 2000 census. Arch Neurol, 2003, 60(8):1119-22.

[5] Mayeux R. Genetic epidemiology of Alzheimer disease. Alzheimer Dis Assoc Disord, 2006, 20(3 Suppl 2):S58-62.

[6] Gatz M, Pedersen NL, Berg S, et al. Heritability for Alzheimer's disease: the study of dementia in Swedish twins. J Gerontol A Biol Sci Med Sci, 1997, 52(2):M117-25.

[7] Gatz M, Reynolds CA, Fratiglioni L, et al. Role of genes and environments for explaining Alzheimer disease. Arch Gen Psychiatry, 2006, 63(2):168-74.

[8] Baumgart M, Snyder HM, Carrillo MC, et al. Summary of the evidence on modifiable risk factors for cognitive decline and dementia: A population-based perspective. Alzheimers Dement, 2015, 11(6):718-26.

[9] Barnes DE, Yaffe K. The projected effect of risk factor reduction on Alzheimer's disease prevalence. Lancet Neurol, 2011, 10(9):819-28.

[10] Brookmeyer R, Johnson E, Ziegler-Graham K, et al. Forecasting the global burden of Alzheimer's disease. Alzheimers Dement, 2007, 3(3):186-91.

[11] McKhann GM, Knopman DS, Chertkow H, et al. The diagnosis of dementia due to Alzheimer's disease: recommendations from the National Institute on Aging-Alzheimer's Association workgroups on diagnostic guidelines for Alzheimer's disease. Alzheimers Dement, 2011, 7(3):263-9.

[12] Albert MS, DeKosky ST, Dickson D, et al. The diagnosis of mild cognitive impairment due to Alzheimer's disease: recommendations from the National Institute on Aging-Alzheimer's Association workgroups on diagnostic guidelines for Alzheimer's disease. Alzheimers Dement, 2011, 7(3):270-9.

[13] Carrillo MC, Dean RA, Nicolas F, et al; Alzheimer's Association Research. Revisiting the framework of the National Institute on Aging-Alzheimer's Association diagnostic criteria. Alzheimers Dement, 2013, 9(5):594-601.

[14] Sperling RA, Aisen PS, Beckett LA, et al. Toward defining the preclinical stages of Alzheimer's disease: recommendations from the National Institute on Aging-Alzheimer's Association workgroups on diagnostic guidelines for Alzheimer's disease.Alzheimers Dement, 2011, 7(3):280-92.

[15] Selkoe DJ. Biochemistry and molecular biology of amyloid beta-protein and the mechanism of Alzheimer's disease. Handb Clin Neurol, 2008, 89:245-60.

[16] Griffin WS, Sheng JG, Royston MC, et al. Glial-neuronal interactions in Alzheimer's disease: the potential role of a 'cytokine cycle' in disease progression. Brain Pathol, 1998, 8(1):65–72.

[17] Serrano-Pozo A, Frosch MP, Masliah E, et al. Neuropathological alterations in Alzheimer disease. Cold Spring Harb Perspect Med, 2011, 1(1):a006189.

[18] Zlokovic BV, Deane R, Sagare AP, et al. Low-density lipoprotein receptor-related protein-1: a serial clearance homeostatic mechanism controlling Alzheimer's amyloid β-peptide elimination from the brain. J Neurochem, 2010, 115(5):1077–89.

[19] Eisele YS, Obermüller U, Heilbronner G, et al. Peripherally applied Abeta-containing inoculates induce cerebral beta-amyloidosis. Science, 2010, 330(6006):980–2.

[20] Tarasoff-Conway JM, Carare RO, Osorio RS, et al. Clearance systems in the brain-implications for Alzheimer disease. Nat Rev Neurol, 2015, 11(8):457–70.

[21] Castellano JM, Kim J, Stewart FR, et al. Human apoE isoforms differentially regulate brain amyloid-β peptide clearance. Sci Transl Med, 2011, 3(89):89ra57.

[22] Mawuenyega KG, Sigurdson W, Ovod V, et al. Decreased clearance of CNS beta-amyloid in Alzheimer's disease. Science, 2010, 330(6012):1774.

[23] Masters CL, Beyreuther K. Alzheimer's disease. BMJ, 1998, 316(7129):446–8.

[24] Ho GJ, Drego R, Hakimian E, et al. Mechanisms of cell signaling and inflammation in Alzheimer's disease. Curr Drug Targets Inflamm Allergy, 2005, 4(2):247–56.

[25] Krstic D, Madhusudan A, Doehner J, et al. Systemic immune challenges trigger and drive Alzheimer-like neuropathology in mice. J Neuroinflammation, 2012, 9:151.

[26] Lue LF, Rydel R, Brigham EF, et al. Inflammatory repertoire of Alzheimer's disease and nondemented elderly microglia in vitro. Glia, 2001, 35(1):72–9.

[27] Kamer AR, Craig RG, Dasanayake AP, et al. Inflammation and Alzheimer's disease: possible role of periodontal diseases. Alzheimers Dement, 2008, 4(4):242–50.

[28] Yamamoto M, Kiyota T, Walsh SM, et al. Cytokine-mediated inhibition of fibrillar amyloid-beta peptide degradation by human mononuclear phagocytes. J Immunol, 2008, 181(6):3877–86.

[29] Cacquevel M, Lebeurrier N, Cheenne S, et al. Cytokines in neuroinflammation and Alzheimer's disease. Curr Drug Targets, 2004, 5(6):529–34.

[30] Dik MG, Jonker C, Hack CE, et al. Serum inflammatory proteins and cognitive decline in older persons. Neurology, 2005, 64(8):1371-7. doi:10.1212/01.WNL.0000158281.08946.68

[31] Stellwagen D, Lewitus GM. The complexity of homeostasis at the synapse. Neuropharmacology, 2014, 78:1-2. doi: 10.1016/j.neuropharm, 2013.10.019.

[32] Nicoll JA, Mrak RE, Graham DI, et al. Association of interleukin-1 gene polymorphisms with Alzheimer's disease. Ann Neurol, 2000, 47(3):365-8.

[33] Griffin WS, Nicol JA, Grimaldi LM, et al. The pervasiveness of interleukin-1 in alzheimer pathogenesis: a role for specific polymorphisms in disease risk. Exp Gerontol, 2000, 35(4):481-7.

[34] Kamer AR, Morse DE, Holm-Pedersen P, et al. Periodontal inflammation in relation to cognitive function in an older adult Danish population. J Alzheimers Dis, 2012, 28(3):613-24.

[35] Kamer A, Krabbe KS, Bruunsgaard H, et al. Periodontal inflammation effect on cognition depends on the IL-10-1082 gene polymorphism. Alzheimers dement, 2011, 7(4):S320-1.

[36] Banks WA. The blood-brain barrier in neuroimmunology: Tales of separation and assimilation. Brain Behav Immun, 2015, 44:1-8.

[37] Nagyoszi P, Wilhelm I, Farkas AE, et al. Expression and regulation of toll-like receptors in cerebral endothelial cells. Neurochem Int, 2010, 57(5):556-64.

[38] Qin L, Wu X, Block ML, et al. Systemic LPS causes chronic neuroinflammation and progressive neurodegeneration. Glia, 2007, 55(5):453-62.

[39] Dantzer R, Konsman JP, Bluthe RM, et al. Neural and humoral pathways of communication from the immune system to the brain: parallel or convergent? Auton Neurosci, 2000, 85:60-5.

[40] Kunda PE, Cavicchia JC, Acosta CG. Lipopolysaccharides and trophic factors regulate the LPS receptor complex in nodose and trigeminal neurons.Neuroscience, 2014, 280:60-72.

[41] Romeo HE, Tio DL, Rahman SU, et al. The glossopharyngeal nerve as a novel pathway in immune-to-brain communication: relevance to neuroimmune surveillance of the oral cavity. J Neuroimmunol, 2001, 115(1-2):91-100.

[42] Weintraub MK, Bisson CM, Nouri JN, et al. Imatinib methanesulfonate reduces hippocampal amyloid-β and restores cognitive function following repeated endotoxin exposure. Brain Behav Immun, 2013, 33:24-8.

[43] Erickson MA, Hartvigson PE, Morofuji Y, et al. Lipopolysaccharide impairs

amyloid β efflux from brain: altered vascular sequestration, cerebrospinal fluid reabsorption, peripheral clearance and transporter function at the blood-brain barrier. J Neuroinflammation, 2012, 9:150.

[44] Kamer AR, Dasanayake AP, Craig RG, et al. Alzheimer's disease and peripheral infections: the possible contribution from periodontal infections, model and hypothesis. J Alzheimers Dis, 2008, 13(4):437–49.

[45] Kamer AR, Pirraglia E, Tsui W, et al. Periodontal disease associates with higher brain amyloid load in normal elderly. Neurobiol Aging, 2015, 36(2):627–33.

[46] Eke PI, Dye BA, Wei L, et al. Update on Prevalence of Periodontitis in Adults in the United States: NHANES 2009 to 2012. J Periodontol, 2015, 86(5):611-22. doi: 10.1902/jop.2015.140520.

[47] Albandar JM. Aggressive and acute periodontal diseases. Periodontol 2000, 2014, 65(1):7–12.

[48] Noble JM, Scarmeas N, Papapanou PN. Poor oral health as a chronic, potentially modifiable dementia risk factor: review of the literature. Curr Neurol Neurosci Rep, 2013, 13(10):384.

[49] Noble JM, Scarmeas N, Celenti RS, et al. Serum IgG antibody levels to periodontal microbiota are associated with incident Alzheimer disease. PLoS One, 2014, 9(12):e114959.

[50] Sparks Stein P, Steffen MJ, Smith C, et al. Serum antibodies to periodontal pathogens are a risk factor for Alzheimer's disease. Alzheimers Dement, 2012, 8(3):196-203. doi: 10.1016/j.jalz.2011.04.006.

[51] Hajishengallis G. Periodontitis: from microbial immune subversion to systemic inflammation. Nat Rev Immunol, 2015, 15(1):30–44. doi: 10.1038/nri3785.

[52] Miklossy J. Historic evidence to support a causal relationship between spirochetal infections and Alzheimer's disease. Front Aging Neurosci. 2015, 7:46. doi: 10.3389/fnagi.2015.00046.

[53] Riviere GR, Riviere KH, Smith KS. Molecular and immunological evidence of oral Treponema in the human brain and their association with Alzheimer's disease.Oral Microbiol Immunol, 2002, 17(2):113–8.

[54] Poole S, Singhrao SK, Kesavalu L, et al. Determining the presence of periodontopathic

virulence factors in short-term postmortem Alzheimer's disease brain tissue. J Alzheimers Dis, 2013, 36(4):665–77.

[55] Paraskevas S, Huizinga JD, Loos BG. A systematic review and meta-analyses on C-reactive protein in relation to periodontitis. J Clin Periodontol, 2008, 35(4):277–90.

[56] Pussinen PJ, Tuomisto K, Jousilahti P, et al. Arterioscler Thromb Vasc Biol, 2007, 27(6):1433–9.

[57] Beck J, Garcia R, Heiss G, et al. Periodontal disease and cardiovascular disease. J Periodontol. 1996;67(10 Suppl):1123-37. doi:10.1902/jop.1996.67.10s.1123

[58] Beck JD, Eke P, Lin D, et al. Associations between IgG antibody to oral organisms and carotid intima-medial thickness in community-dwelling adults. Atherosclerosis, 2005, 183(2):342–8.

[59] ha IZ, Debrey S, Oladubu M, et al. Markers of systemic bacterial exposure in periodontal disease and cardiovascular disease risk: a systematic review and meta-analysis. Journal of Periodontol, 2007, 78(12):2289–302.

[60] Krstic D, Madhusudan A, Doehner J, et al. Systemic immune challenges trigger and drive Alzheimer-like neuropathology in mice. J Neuroinflammation, 2012, 9:151.

[61] Pollreisz A, Huang Y, Roth GA, et al. Enhanced monocyte migration and pro-inflammatory cytokine production by Porphyromonas gingivalis infection. J Periodontal Res, 2010, 45(2):239–45.

[62] Papapanagiotou D, Nicu EA, Bizzarro S, et al. Periodontitis is associated with platelet activation. Atherosclerosis, 2009, 202(2):605–11.

[63] Pollreisz A, Hudson BI, Chang JS, et al. Receptor for advanced glycation endproducts mediates pro-atherogenic responses to periodontal infection in vascular endothelial cells. Atherosclerosis, 2010, 212(2):451–6.

[64] Aris JP, Elios MC, Bimstein E, et al. Gingival RAGE expression in calorie-restricted versus ad libitum-fed rats. J Periodontol, 2010, 81(10):1481–7.

9 牙周感染与类风湿性关节炎

Walter A. Bretz, Jose U. Scher, Steven B. Abramson

9.1 引言

类风湿性关节炎（RA）是一种慢性破坏性自身免疫性疾病，特点是自身免疫性抗体产生，好发于关节部位，导致人群的患病率、死亡率和致残率升高[1]。RA 的发病机制提示，炎症发生和持续的过程很可能与宿主诱因和危险因素结合相关，但确切的结合因素和临床表现的精确时间尚不清楚[2]。大量证据表明，环境危险因素（如共生菌和感染性菌群）可能会促进基因易感性患者 RA 的发生[3]。新近发现，无菌小鼠可以抵抗自发性自身免疫性关节炎的发生[4]。令人感兴趣的是，最近还有证据显示，在正常遗传背景下[5]，某些诱发因素（如牙周炎和吸烟）和血清标记物（如自身抗体和促炎细胞因子）[6-9]可以预测 RA 的发生[10]。

近 20 年来，科学家在了解 RA 发病的免疫和分子调节机制方面取得了显著进步。其中最主要的是发现了引起关节损伤和破坏的主要因子：肿瘤坏死因子 α（TNF-α）和相关细胞因子[11]。此外，抗 TNF 的治疗策略实质性提升了 RA 的治疗结果，提高了众多患者的生活质量。但是，此疗法对多达半数的中至重度 RA 患者作用较小或者根本没有作用[12]。其原因尚不清楚，同时会造成患者治疗失败率的增加，承受不必要的、潜在的毒副作用（如感染、癌症），最终导致医疗花费巨大。

微生物组的概念展现了微生物（及基因）在生态微环境中的总体性。人体内的微生物总共有 100 万亿个，超过人体细胞总数的 10 倍，同时微生物的宏基因组比宿主大 100 倍。我们体表或体内的微生物一直在逐渐进化，以获得最佳的生活环境适应性，获得所需要的能量并生存。作为交换，微生物组支持宿主机体中那些有助于它们成功进化的生理、代谢和免疫功能。为了更好地理解这些复杂的生物交互作用，美国国家健康协会近来发起了一项人类微生物组计划（HMP）项目[13]。这项工程利用了革命性的非细菌培养技术，旨在寻找体内微生物群组的特点，分析它们在健康和疾病中的作用。在长期以来被认为是由微生物引发的疾病中，PD 和自身免疫性疾病一直占据着显著位置[14]。尤其是，大量证据表明，口腔微生物组对 RA 的发生和急性发作有作用。在 2015—2019 年的长期战略计划中[15]，美国国立皮肤疾病研究所（NIAMS）发布了他们未来研究的热点指南，值得注意的是，其中包括了人类微生物组作为风湿性自身免疫性疾病的潜在调节因子的研究计划[16]。

9.2　牙周炎和龈下菌群在 RA 发病机制中的作用

近几十年来，PD 一直被与 RA 的发病机制联系在一起[17-18]。RA 和

PD在组织病理学上有明显的相似点，且有强力的流行病学证据证明，两者之间有相互关系[7,17,19]。口腔微生物组（口腔微生物的总体）是最密集、多样性的细菌群组之一。PD是一种慢性、多微生物性疾病，且与吸烟有关，人群的感染率达47%[18]，目前已经有多条研究主线显示，PD发病机制中存在特异性微生物因素。2014年，Mikuls等报道了其开创性工作，发现在RA患者中，PD的出现与关节损伤的增加有关（比如更高的射线评分）[20]。此外，动物模型也发现，PD和关节炎症同时出现时，骨蚀状况会恶化[21]。

现在已经有越来越多的研究在关注吸烟、PD、口腔微生物和RA之间的联系。一组特殊的口腔微生物逐渐引起了人们的兴趣，即革兰阴性厌氧牙龈卟啉单胞菌。牙龈卟啉单胞菌是PD的主要病因，能够特异性表达肽基精氨酸脱亚胺酶（PAD）。尽管其与人类PAD不同（受关节和不同组织的限制），但牙龈卟啉单胞菌产生的PAD类似体内的酶，可以将精氨酸残余物修饰转化为瓜氨酸，并促进直接参与RA的瓜氨酸化新表位的形成[22]。RA患者体内经常会表达抗瓜氨酸化蛋白抗体（ACPAs），这是RA的高特异性特征，与疾病的严重程度密切相关，并被假定为RA的病因之一[23]。牙龈卟啉单胞菌可以表达PAD，显示其感染可以通过促进自体抗原和一系列疾病特异性自体抗原的表达，最终引起滑膜中促炎因子和关节抗原因子[如TNF-α和白介素-6（IL-6）]的过度表达，从而促发和（或）恶化RA[24]。与这些推测一致的是，RA患者体内升高的牙龈卟啉单胞菌抗体滴度与抗瓜氨酸化蛋白抗体的升高有关[25]。已有多个研究证明，PD发病机制中，分泌TNF-α的口腔微生物有特异作用，例如，TNF-α会加重牙龈卟啉单胞菌对牙龈上皮细胞的侵袭程度[26]。来自牙龈卟啉单胞菌的LPS是引起牙槽骨吸收（PD的早期表现）的一个主要因素，它通过诱导TNF-α的产生，促进破骨细胞的增殖。此外，局部牙周组织受牙龈卟啉单胞菌感染后，尽管抗TNF药物可以显著降低PD小鼠的骨吸收量[29]，但TNF-α受体缺失的小鼠实际上并不会发生牙槽骨吸收[27-28]。我们和其他学者的研究都显示，实验性PD和RA复合诱导发病的小鼠体内，TNF-α 的产量会增加[21,30]。但是，口腔微生物产生的 TNF-α 在关节炎发病机制中的作用尚不清楚。值得注意的是，牙龈卟啉单胞菌可能不是促进 RA 发生的唯一口腔病原菌，RA 患者的滑膜中，除了牙龈卟啉单胞菌的 DNA 外，也存在其他细菌的 DNA[31]。例如，在动物模型上，变黑普氏菌会促发附着丧失，关节侵蚀病变。最重要的是，这些现象会伴发几种标志性促炎因子的分泌，最著名的是 TNF-α、IL-1 和 IL-6。

我们分析了新发类风湿性关节炎（NORA）患者的牙周状况和龈下微生物，例如那些极早期患 RA 者。首先，我们发现，临床上 RA 开始发病前，经常会先出现 PD 的症状[32]。其次，我们使用了高通量的、非细菌培养性的 DNA 测序技术，比较口腔龈下生物膜的微生物组成，以建立细菌水平与疾病表型之间的关系，结果显示，NORA 患者的牙周微生物组与对照组的微生物组不同（表 9.1）。令人感兴趣的是，被研究最多的、相对数量最大的牙周病原菌牙龈卟啉单胞菌与 RA 的自体免疫过程有关，即与正常对照组相比，其在慢性 RA（CRA）患者体内数量更多，主要原因是此组群中 PD 的发生率较高。此外，我们还观察到了仅在 NORA 患者口腔生物膜内存在的其他已知牙周病原菌（如普氏菌属、纤毛菌属），但与 PD 严重程度无关。这些发现提示，PD 和牙周病原菌的存在可能会促发 RA 的自体免疫反应。近来美国的一项大型病例对照研究证实了以上这些结论，该研究中将退伍军人和非退伍军人作为对照人群，应用了临床 PD 评估和牙龈卟啉单胞菌特异性引物[22]。一项较小的研究也报道了类似的临床联系，早期 RA 患者体内的牙龈卟啉单胞菌有增长的趋势[33]。有趣的是，一项有关 RA 初发患者抗风湿性药物（DMARDs）治疗的前瞻性对照研究显示，在该类患者中，但尽管提前去牙周医生处就诊可能使 RA 的疾病活动度降低至原来的 1/4，但自述已知患 PD 者对牙周治疗的响应率较低[34]。

9.3 口腔微生物诱导的 TNF-α 阻碍了 TNF 抑制剂（TNFis）的疗效

近 20 年来，TNFis（如阿达木单抗、伊那西普、英夫利昔等）被认为是 RA 治疗中最重大的突破之一，已经被广泛应用在重度 RA 的治疗中。但是，不清楚是何原因，一大部分患者群对这些药反应甚微[12]，导致疾病进展、患者残疾、相应的医疗花费增加。一种可能性是伴 PD 的 RA 患者对口腔微生物产生免疫应答时，体内 TNF-α 过度表达，可能最终阻碍了 TNFis 的活性。结果，因为服用 TNFis 的剂量是固定的，经滑液组织抗炎应答消耗后，牙周区域分子的实际含量可能会受到影响。例如，近来我们的研究显示，RA 患者的龈下微生物（定居在深牙周袋内的细菌）中的特异性优势菌群（如牙龈卟啉单胞菌、普氏菌属、纤毛菌属、厌氧球菌等，表 9.1）与无 RA 的 PD 患者或健康对照组的不同。这个微生物群可以显著增加牙周 TNF-α 的水平[29]，可能会降低 TNFis 的功效，最终阻止 RA 患者取得预期临床治疗结果。实际上，近来研究显示，对早期 RA 患者而言，通过检测口腔微生物菌丛就可以预测氨甲蝶呤对个体的临床治疗效果[35]。另一种可能的情况是，阻止 TNFis 发挥全部疗效的是口腔微生物组 [如 PAD 水平和（或）相关酶] 的整体酶活性（宏基因组），而不是相关的大量特异性微生物。但是，还需要利用模型来确认 PD 对 TNFis 治疗关节炎效果的影响，以更好地了解 RA 相关性牙周病原菌的实际致病性和这些关联的潜在机制。

9.4 RA 的抗生素和 DMARDs 治疗会影响口腔龈下微生物组吗？

我们进行了概念验证性研究，以探寻抗生素和 DMARDs 治疗对牙龈微生物组和龈下微生物组的初始影响。对患者进行抽样，检查初始和其后

表 9.1 NORA 龈下菌斑中的特征性微生物菌属：
牙龈卟啉单胞菌、普氏菌属、纤毛菌属及厌氧球菌

关节炎表型		牙周炎
NORA 组 *vs* 健康组	CRA 组 *vs* 健康组	PD 组 *vs* 无 PD 组
↑厌氧球菌 *	↓Catonnella	↑厌氧球菌 ****
↓棒状杆菌属 *	↓棒状杆菌属 *	↑Phocaeiola****
↓链球菌 *		↑普氏菌属 *
		↑坦氏菌属 *
		↑密螺旋体属 *
		↑卟啉单胞菌属 *
↑厌氧球菌 _OTU99***	↑厌氧球菌 _OTU99*	↑厌氧球菌 _OTU99****
↑纤毛菌属 _OTU87***	↑坦氏菌属 _OTU13*	↑普氏菌属 _OTU62****
↑普氏菌属 _OTU60***	↓棒状杆菌属 _OTU4***	↑普氏菌属 _OTU20****
↑牙龈卟啉单胞菌 *		↑密螺旋体属 _OTU139***
↓棒状杆菌属 _OTU4*		↑坦氏菌属 _OTU13***
		↑密螺旋体属 _OTU32***
		↑牙龈卟啉单胞菌 ***
		↓棒状杆菌属 _OTU4***

↑ NORA 或 PD 中显著增加；↓ NORA 或 PD 中显著减少。*$P<0.05$；**$P<0.01$；***$P<0.005$；****$P<0.0005$。OTU= 操作分类单位。NORA= 新发类风湿性关节炎。CRA = 慢性类风湿性关节炎。PD = 牙周病

2 个月的龈下菌斑状况，并记录每个被抽取患者所有牙位的牙周探诊和出血指数。收集完所有患者初始龈下菌斑样本后，对所有患者进行全口一次性龈下刮治术，以破坏龈下微生物群。分别检测 DMARDs ≤ 5mg/d、氨甲蝶呤 ≤ 15mg/7d（保持剂量不变持续 2 月）、NSAIDs（剂量与 FDA 提倡剂量一致）及多西环素 [100mg，每天 2 次，持续整个试验期（2 个月），附加 RA 的 DMARDs 治疗] 对 CRA 相关的 NORA 患者和健康对照组龈下菌群过度和低度（表 9.1）表达的影响，以及这些治疗方式对牙周参数的影响。虽然可能因为样本量过小，导致结果没有统计学显著性，但初步评估显示，多西环素和 DMARDs 联合应用（2 个月，$n=4$）可以抑制 CRA 相关的 NORA 组和健康对照组龈下菌斑样品中的大多数细菌。但在仅仅应用 DMARDs 组，未观察到相似的微生物菌群抑制趋势（$n=10$）。值得

注意的是，多西环素和 DMARDs 联合组，在 2 个月后，患者的牙周探诊深度和出血指数显著改善。这些初步观察提示，在大型 RA 患者队列研究的临床随机试验（RCT）中，应该考虑进行深度牙周处理，进行完全性刮治术和根面平整术，辅助应用针对 RA 患者牙周微生物群的抗生素（如联合应用 DMARDs）。

9.5　辅助 RA 临床疗效的 PD 治疗背景

刮治术和根面平整术（SRP）相结合仍然是 PD 的主要治疗方法。如果真的发现 PD 对 RA 的全身系统性炎症过程至少有一定的作用，那么应用刮治术和根面平整术就可以帮助改善滑膜炎状况，提高疾病疗效。2014 年一项系统性回顾和荟萃分析显示，以临床和生物学标记为基础，对牙周病和 RA 并存的患者进行刮治术和根面平整术可以改善 RA 的疾病活性标记物水平[36]。

也有很多研究一致认为，非手术性 PD 治疗可以改善 RA 的临床治疗效果。这些试验中有一项试验评估了两个 RA 组的治疗效果：一组接受 DMRADs 治疗，另一组接受 DMARDs 和 TNFis 联合治疗[37]。每组患者被随机分为 SRP 治疗或无 PD 治疗。第 6 周时，与无 PD 治疗的患者相比，接受 SRP 治疗的患者体内 RA 活性和 TNF-α 水平显著降低。奇怪的是，TNFi 治疗可以显著改善 PD 的临床指标，且这些发现在不同地区人群中均进行过独立验证[38-41]。近年来，更多关于抗 TNF 治疗的 RA 患者的前瞻性研究发现 PD 的存在阻碍了机体对 TNFis 的反应，因为仅有未患 PD 的患者取得了良好的 RA 疗效[42]。

无论如何，在 RA 的临床治疗中，联合使用 TNFis 和非手术性 PD 治疗，以及通过应用抗生素进一步调节牙周菌群的临床路径尚待进一步研究和证实，在未来的研究中，应强调应用高通量 DNA 测序技术的重要性，以提高 RA 的靶向治疗效果。

结 论

RA 患者的牙周病发病率很高。大量证据显示，在正常基因背景下，牙周病和其他倾向性因素（如吸烟，PD 最具特征性的危险因素之一）以及血清标记物的存在，可以预测 RA 的发生。随着对与 NORA 相关的龈下菌群的深入了解，可能会促进研究向靶向治疗的方向发展，以减轻牙周感染，从而缓解 RA 症状。抗 TNF 和其他生物治疗（如抗 IL-6，CTLA4-Ig 等）已经显著改善了 RA 的临床疗效，提高了此类患者群中大部分人的生活质量。但是，口腔微生物群诱导的 TNF-α（和相关的细胞因子）在关节炎发病机制中的作用仍不清楚。使用抗生素和抗风湿性药物可能会对龈下微生物群产生一些影响。对牙周感染进行非手术和抗生素治疗可能会改变 RA 患者的治疗方案。因此需要一项大型的临床随机对照试验去解决这些相关的问题，通过结合牙周抗生素分析（控制）和 RA/PD 的疗效评价，以便更好地了解 PD 和 RA 之间的生物学联系。整体而言，这些研究可能会支持 PD 影响 RA 患者治疗效果的判定，PD/RA 联合治疗的方法，可能会更好地保障多种类型免疫抑制剂联合应用所增强的临床疗效。

参考文献

[1] McInnes IB, Schett G. The pathogenesis of rheumatoid arthritis. N Engl J Med, 2011, 365(23):2205-19.

[2] Arend WP, Firestein GS. Pre-rheumatoid arthritis: predisposition and transition to clinical synovitis.Nat Rev Rheumatol, 2012, 8(10):573-86.

[3] Scher JU, Abramson SB. The microbiome and rheumatoid arthritis. Nat Rev Rheumatol, 2011, 23, 7(10):569-78.

[4] Abdollahi-Roodsaz S, Joosten LA, Koenders MI, et al. Stimulation of TLR2 and TLR4 differentially skews the balance of T cells in a mouse model of arthritis. J Clin Invest, 2008, 118(1):205–16.

[5] Stahl EA, Raychaudhuri S, Remmers EF, et al. Genome-wide association study meta-analysis identifies seven new rheumatoid arthritis risk loci. Nat Genet, 2010, 42(6):508–14.

[6] Karlson EW, Chang SC, Cui J, et al. Gene-environment interaction between HLA-DRB1 shared epitope and heavy cigarette smoking in predicting incident rheumatoid arthritis. Ann Rheum Dis, 2010, 69(1):54–60

[7] Dissick A, Redman RS, Jones M, et al. Association of periodontitis with rheumatoid arthritis: a pilot study. J Periodontol, 2010 Feb, 81(2):223–30.

[8] Scher JU, Abramson SB. Periodontal disease, Porphyromonas gingivalis, and rheumatoid arthritis: what triggers autoimmunity and clinical disease? Arthritis Res Ther, 2013, 15(5):122.

[9] Scher JU, Bretz WA, Abramson SB. Periodontal disease and subgingival microbiota as contributors for rheumatoid arthritis pathogenesis: modifiable risk factors? Curr Opin Rheumatol, 2014, 26(4):424–9.

[10] Bos WH, Wolbink GJ, Boers M, et al. Arthritis development in patients with arthralgia is strongly associated with anti-citrullinated protein antibody status: a prospective cohort study. Ann Rheum Dis, 2010, 69(3):490–4.

[11] Keffer J, Probert L, Cazlaris H, et al. Transgenic mice expressing human tumour necrosis factor: a predictive genetic model of arthritis. EMBO J, 1991, 10(13):4025–31.

[12] Canhao H, Rodrigues AM, Mourao AF, et al, Comparative effectiveness and predictors of response to tumour necrosis factor inhibitor therapies in rheumatoid arthritis. Rheumatology (Oxford), 2012, 51(11):2020–6.

[13] Turnbaugh PJ, Ley RE, Hamady M, et al. The human microbiome project. Nature, 2007, 449(7164):804–10.

[14] Chervonsky AV. Influence of microbial environment on autoimmunity. Nat Immunol, 2010, 11(1):28–35.

[15] http://www.niams.nih.gov/about_us/mission_and_purpose/long_range.asp.

[16] Pischon N, Pischon T, Kroger J, et al. Association among rheumatoid arthritis, oral hygiene, and periodontitis. J Periodontol, 2008, 79(6):979–86.

[17] de Pablo P, Dietrich T, McAlindon TE. Association of periodontal disease and tooth loss with rheumatoid arthritis in the US population. J Rheumatol, 2008, 35(1):70–6.

[18] Mercado FB, Marshall RI, Klestov AC, et al. Relationship between rheumatoid arthritis and periodontitis.J Periodontol, 2001, 72(6):779–87.

[19] de Pablo P, Chapple IL, Buckley CD, et al. Periodontitis in systemic rheumatic diseases. Nat Rev Rheumatol, 2009, 5(4):218–24.

[20] Mikuls TR, Payne JB, Yu F, et al. Periodontitis and Porphyromonas gingivalis in patients with rheumatoid arthritis. Arthritis Rheumatol, 2014, 66(5):1090–100.

[21] de Aquino SG, Abdollahi-Roodsaz S, Koenders MI, et al. Periodontal pathogens directly promote autoimmune experimental arthritis by inducing a TLR2- and IL-1-driven Th17 response. J Immunol, 2014, 192(9):4103–11.

[22] Wegner N, Wait R, Sroka A, et al. Peptidylarginine deiminase from Porphyromonas gingivalis citrullinates human fibrinogen and α-enolase: implications for autoimmunity in rheumatoid arthritis. Arthritis Rheum, 2010, 62(9):2662–72.

[23] Quirke AM, Lugli EB, Wegner N, et al. Heightened immune response to autocitrullinated Porphyromonas gingivalis peptidylarginine deiminase: a potential mechanism for breaching immunologic tolerance in rheumatoid arthritis.Ann Rheum Dis, 2014, 73(1):263–9.

[24] Lu MC1, Lai NS, Yu HC, et al. Anti-citrullinated protein antibodies bind surface-expressed citrullinated Grp78 on monocyte/macrophages and stimulate tumor necrosis factor alpha production. Arthritis Rheum, 2010, 62(5):1213–23.

[25] Mikuls TR, Payne JB, Reinhardt RA, et al. Antibody responses to Porphyromonas gingivalis (P. gingivalis) in subjects with rheumatoid arthritis and periodontitis. Int Immunopharmacol, 2009, 9(1):38–42.

[26] Kato Y, Hagiwara M, Ishihara Y, et al. TNF-α augmented Porphyromonas gingivalis invasion in human gingival epithelial cells through Rab5 and ICAM-1. BMC Microbiol, 2014, 14:229.

[27] Graves DT, Oskoui M, Volejnikova S, et al. Tumor necrosis factor modulates fibroblast apoptosis, PMN recruitment, and osteoclast formation in response to P. gingivalis infection. J Dent Res, 2001, 80(10):1875–9.

[28] Papadopoulos G, Weinberg EO, Massari P, et al. Macrophage-specific TLR2 signaling

mediates pathogen-induced TNF-dependent inflammatory oral bone loss. J Immunol, 2013, 190(3):1148-57.

[29] Graves DT, Cochran D. The contribution of interleukin-1 and tumor necrosis factor to periodontal tissue destruction. J Periodontol, 2003, 74(3):391-401.

[30] Marchesan JT, Gerow EA, Schaff R, et al. Porphyromonas gingivalis oral infection exacerbates the development and severity of collagen-induced arthritis. Arthritis Res Ther, 2013, 15(6):R186.

[31] Martinez-Martinez RE, Abud-Mendoza C, Patino-Marin N, et al. Detection of periodontal bacterial DNA in serum and synovial fluid in refractory rheumatoid arthritis patients. J Clin Periodontol, 2009, 36(12):1004-10.

[32] Scher JU, Ubeda C, Equinda M, et al. Periodontal disease and the oral microbiota in new-onset rheumatoid arthritis. Arthritis Rheum, 2012, 64(10):3083-94.

[33] Wolff B, Berger T, Frese C, et al. Oral status in patients with early rheumatoid arthritis: a prospective, case-control study. Rheumatology (Oxford), 2014, 53(3):526-31.

[34] Rohr M, O'Dell JR, Danve A, et al. Periodontal evaluation is associated with increased likelihood of achieving low disease activity in rheumatoid arthritis with methotrexate[abstract]. Arthritis Rheum, 2015, 67(Suppl 10).

[35] Zhang X, Zhang D, Jia H, et al. The oral and gut microbiomes are perturbed in rheumatoid arthritis and partly normalized after treatment. Nat Med, 2015, 21(8):895-905.

[36] Kaur S, Bright R, Proudman SM, et al. Does periodontal treatment influence clinical and biochemical measures for rheumatoid arthritis? A systematic review and meta-analysis. Semin Arthritis Rheum, 2014, 44(2):113-22.

[37] Ortiz P, Bissada NF, Palomo L, et al. Periodontal therapy reduces the severity of active rheumatoid arthritis in patients treated with or without tumor necrosis factor inhibitors. J Periodontol, 2009, 80(4):535-40.

[38] Erciyas K, Sezer U, Ustun K, et al. Effects of periodontal therapy on disease activity and systemic inflammation in rheumatoid arthritis patients. Oral Dis, 2013, 19(4):394-400.

[39] Ribeiro J, Leao A, Novaes AB. Periodontal infection as a possible severity factor for rheumatoid arthritis. J Clin Periodontol, 2005, 32(4):412-6.

[40] Al-Katma MK1, Bissada NF, Bordeaux JM, et al. Control of periodontal infection reduces the severity of active rheumatoid arthritis.J Clin Rheumatol, 2007, 13(3):134-7.

[41] Kurgan S, Fentoglu O, Onder C, et al. The effects of periodontal therapy on gingival crevicular fluid matrix metalloproteinase-8, interleukin-6 and prostaglandin E levels in patients with rheumatoid arthritis. J Periodontal Res, 2015. doi: 10.1111

[42] Savioli C, Ribeiro AC, Fabri GM, et al. Persistent periodontal disease hampers anti-tumor necrosis factor treatment response in rheumatoid arthritis. J Clin Rheumatol, 2012, 18(4):180-4.

总结与未来展望

10

Angela R. Kamer, Ronald G. Craig

    如前面章节所述，已知的独立混淆因素包括年龄、性别和吸烟，牙周炎与 2 型糖尿病、动脉粥样硬化及其并发症、肾脏病和肾脏持续透析治疗的不良结局、早产、某些类型的肺炎、阿尔茨海默病和类风湿性关节炎间存在显著相关性。相关性强度因疾病不同而不同，但与牙周炎严重程度的增加密切相关。牙周炎被认为是动脉粥样硬化及其并发症如心肌梗死、慢性肾病、早产、某些类型的肺炎、阿尔茨海默病和类风湿性关节炎的病因或危险因素。此外，与一些疾病的联系可能是相互的，因为某些全身系统性疾病可以增加牙周病的发病率和严重程度，如糖尿病和持续血液透析的终末期肾脏病（ESRD）患者。

A.R. Kamer, DMD, MS, PhD(✉)
Department of Periodontology and Implant Dentistry, New York University College of Dentistry, New York, NY, USA
e-mail: angela.kamer@nyu.edu

R.G. Craig, DMD, PhD
Department of Basic Sciences and Craniofacial Biology, New York University College of Dentistry, New York, NY, USA

Department of Periodontology and Implant Dentistry, New York University College of Dentistry, New York, NY, USA
e-mail: ron.craig@nyu.edu

© Springer-Verlag Berlin Heidelberg 2016
R.G. Craig, A.R. Kamer (eds), *A Clinicain's Guide to Systemic Effects of Periodontal Diseases*, DOI 10.1007/978-3-662-49699-2_10

因此，问题就出现了，什么生物机制是牙周炎与这一系列看起来似乎毫无关联的全身系统性疾病和症状间关联的基础呢？本书所讨论的所有疾病的中心是全身系统性炎症的作用。中至重度的牙周炎与牙周生物膜内革兰阴性非糖化厌氧菌的存在有关。牙周结缔组织附着丧失和牙周袋的形成，进一步增加了牙周致病菌负载和表面上皮与生物膜的接触面积。机体对此做出反应，产生固有和适应性免疫应答，从而升高局部和全身性促炎因子（如 TNF-α、IL-1、IL-6）的水平。全身促炎因子水平的升高，反过来会引起急性期免疫应答，造成血糖浓度升高、血脂异常和全身系统性炎症标记物（如 CRP）水平升高。本书中所讨论的牙周炎对全身系统性炎症的作用，以及炎症在每种全身系统性疾病中所起的作用，使这个机制非常引人注目。

除了牙周炎增加全身系统性炎症程度外，书中也介绍了其他可能的生物学机制。牙周病原菌直接播散到非口腔部位会引起动脉粥样硬化、早产、阿尔茨海默病、肺炎和类风湿性关节炎。细菌蛋白 GroEL 的分子拟态和血管内皮细胞功能障碍时表达的人类热休克蛋白 60，被认为是动脉粥样硬化中交叉反应抗体产生的原因。牙龈卟啉单胞菌表达的肽基精氨酸脱亚胺酶可以使精氨酸转化为瓜氨酸，并产生瓜氨酸化表位。类风湿性关节炎中，抗瓜氨酸化蛋白抗体的表达具有高度特异性，它与疾病严重程度有关，同时被认为是类风湿性关节炎的病因。糖尿病患者血糖控制不佳时，糖化末端产物是牙周炎发病率和严重程度增加的关键，同时血液透析患者被抑制的免疫应答被认为是 ESRD 患者牙周炎发病率和严重程度增加的基础。鉴于以上机制的存在，本书中提及的有关中至重度牙周炎与全身系统性疾病间联系的一些机制完全有可能不是独特的。

对临床医生而言，更重要的是有效的牙周治疗是否可以改变全身系统性疾病的进程。正如书中所述，对中至重度牙周炎患者进行牙周治疗，可以降低全身系统性炎症标记物（如 CRP）的水平，减少内皮细胞功能障碍和动脉中内膜厚度变化的发生，减少误吸性肺炎的发生，同时还可能降低血糖浓度。但是，迄今，尚无大型临床随机对照试验能够证实牙周治疗

10 总结与未来展望

对终极目标（如早产低出生体重儿、心肌梗死、血糖控制或死亡）的影响。

如第 6 章所讨论的内容，现提出许多关于牙周干预试验对终极目标无效的可能原因。牙周病对不同全身系统性疾病的作用可能未被有效评估，或可能因混淆因素（如肥胖、吸烟）的影响而难以阐明。干预开始的时间可能需要鉴定，可能需要早于临床症状出现的时间。但这在技术上却又难以实现，因为进展性复杂型疾病会随时间进展而变化。牙周干预的有效性也值得鉴定。如第 2 章所述，有效的牙周治疗是建立在患者和医生对病原菌生物膜仔细清除的基础上，在实践中还需进行牙周复查和保持，仅进行单独的或局限的牙周干预，可能不会有很好的效果。因此，需要设计质量高的、建立在以往干预试验经验基础上的临床随机对照试验，以解决有效的牙周治疗是否可以改变全身系统性疾病重要的临床终极目标这个重大问题。

基于这些考虑，完全有可能的是牙周干预可能不会对全身系统性疾病的终极目标有明显影响。但是，牙周病是可治的，因此是全身系统性炎症的可逆来源。此外，牙周病的治疗对个体自身有益。因此，可以适度考虑牙周病对全身系统性疾病风险的潜在影响。